Friederike Reumann

YOGA FÜR Unbewegliche

Bibliografische Information der Deutschen Nationalbibliothek
Die Deutsche Nationalbibliothek verzeichnet diese Publikation in der Deutschen Nationalbibliografie. Detaillierte bibliografische Daten sind im Internet über https://dnb.de abrufbar.

Für Fragen und Anregungen
info@m-vg.de

Wichtige Hinweise
Dieses Buch ist für Lernzwecke gedacht. Es stellt keinen Ersatz für eine individuelle medizinische Beratung dar und sollte auch nicht als solcher benutzt werden. Wenn Sie medizinischen Rat einholen wollen, konsultieren Sie bitte einen qualifizierten Arzt. Der Verlag und die Autorin haften für keine nachteiligen Auswirkungen, die in einem direkten oder indirekten Zusammenhang mit den Informationen stehen, die in diesem Buch enthalten sind.

Ausschließlich zum Zweck der besseren Lesbarkeit wurde auf eine genderspezifische Schreibweise sowie eine Mehrfachbezeichnung verzichtet. Alle personenbezogenen Bezeichnungen sind somit geschlechtsneutral zu verstehen.

Originalausgabe
1. Auflage 2024

Türkenstraße 89
80799 München
Tel.: 089 651285-0

Redaktion: Sarah Holzwarth
Umschlaggestaltung: Manuela Amode
Umschlagabbildung: Shutterstock/fizkes
Alle Bilder im Innenteil von Philipp Schröder, Don Philipe design and photo; außer, Adobe Stock/Studio: 6; Kay: 11; VectorMine: 16, 134; BornHappy: 18; Sebastian Kaulitzki: 25; bilderzwerg: 61, 131; Henrie: 137; Maridav: 140; fizkes: 143; Krakenimages.com: 146
Layout und Satz: Daniel Förster, Belgern
Druck: Florjancic Tisk d.o.o., Slowenien
Printed in the EU

ISBN Print 978-3-7423-2680-5
ISBN E-Book (PDF) 978-3-7453-2443-3
ISBN E-Book (EPUB, Mobi) 978-3-7453-2442-6

Friederike Reumann

YOGA FÜR Unbewegliche

SCHRITT FÜR SCHRITT
zu einem geschmeidigen und entspannten Körper

riva

Inhalt

3 Yogasequenzen für mehr Beweglichkeit 129

Anhang 163

Liebe Leserin und lieber Leser,

Möglicherweise hast du zu diesem Buch gegriffen, weil du schon viel von Yoga und seinen positiven Effekten gehört aber bisher geglaubt hast, für Yoga zu unbeweglich zu sein. Vielleicht hast du noch andere Gründe, fühlst dich zu verkrampft, zu verspannt, nicht spirituell genug, zu alt oder zu gestresst, um in die Yogaphilosophie einzutauchen. Doch ich kann dich beruhigen: Yoga ist wandelbar und hat sich über viele tausend Jahre den Bedürfnissen von Menschen immer wieder anpassen können und ist daher für dich genau das richtige Mittel, um flexibler zu werden und Beschwerden zu reduzieren oder auch, um dich einfach nur etwas geschmeidiger zu fühlen.

Asanas (Yogahaltungen) wirken immer auf den Gesamtorganismus und stimmen Körper und Geist aufeinander ein. Dadurch sind die Ergebnisse oft nachhaltiger als bei herkömmlichen Fitnessübungen, und Betroffene sind plötzlich motiviert, noch mehr für sich und die eigene Gesundheit zu tun.

Zu Yoga gehören auch Entspannungstechniken und Atemübungen. Sie sind Wunderwaffen gegen Stress und stärken deine Widerstandskraft gegenüber herausfordernden Situationen im Alltag. Einige Entspannungs- und Atemübungen lernst du in diesem Buch kennen und mit etwas Übungsroutine wirst du schnell spüren, wie du zu einem besseren Körpergefühl und zu einer positiveren Grundstimmung findest. Dadurch kann dir Yoga auf deinem Weg zu mehr Beweglichkeit und Wohlbefinden helfen, geduldig zu sein und achtsamer mit deinen eigenen Körperressourcen umzugehen.

Vielleicht gewinnst du dadurch mehr Vertrauen in die Heilungs- und Bewegungsfähigkeiten deines Körpers und bekommst Lust, noch mehr für dich zu tun oder hinderliche Lebensmuster zu überdenken.

Ich wünsche dir einen spannenden Yogaweg, beste Erfolge und dass du mithilfe des Buches zu einem beweglichen Körper findest und bis ins hohe Alter ein selbstbestimmtes Leben führen kannst!

Deine Friederike Reumann

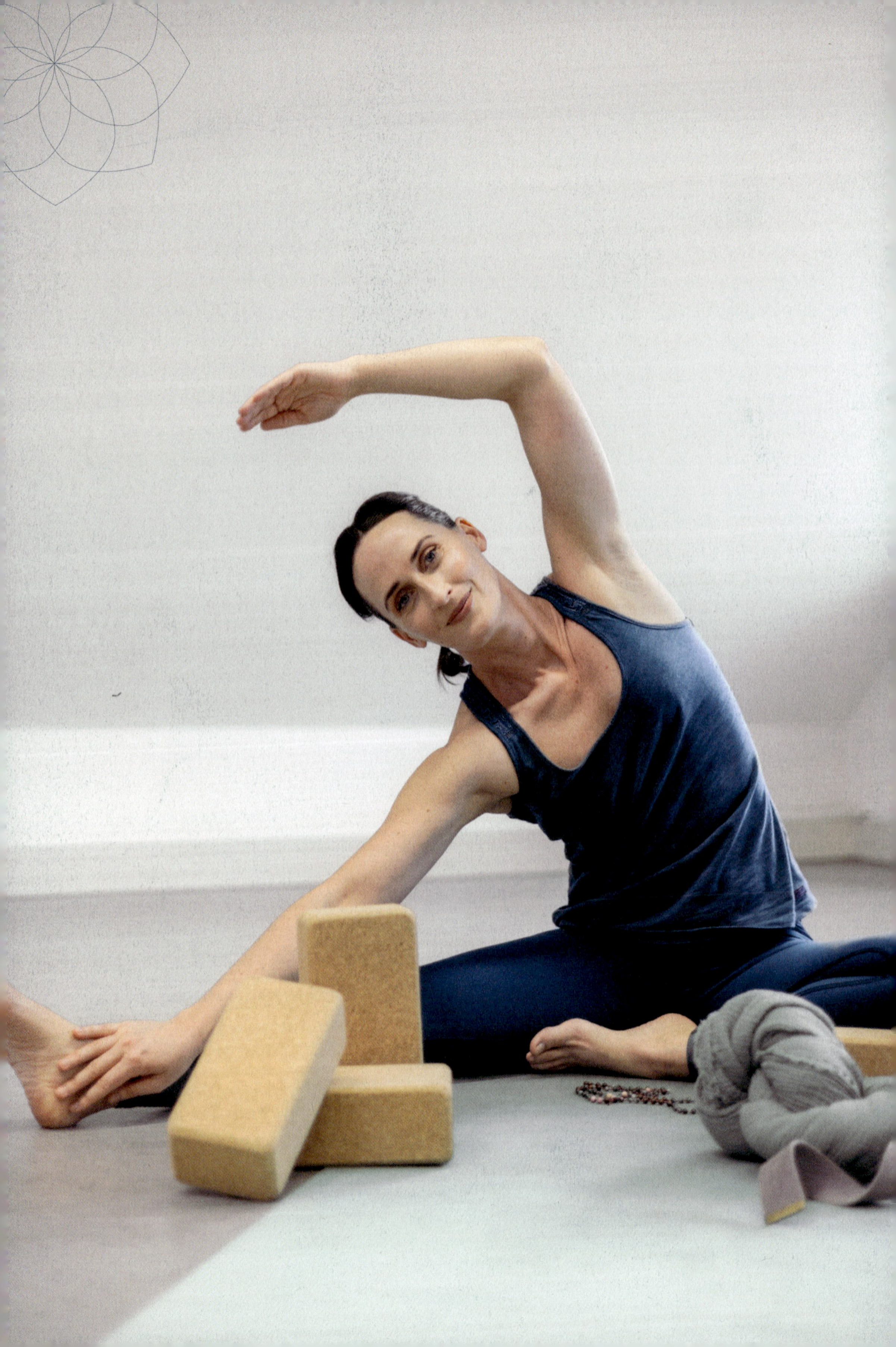

1

Yoga und Beweglichkeit

Der Yogaweg als Mittel zu mehr Flexibilität und Lebensqualität

Unser Körper ist auf Bewegung programmiert, die Anlagen dafür besitzt er seit Millionen von Jahren. Mit seinen starken Muskeln und seinem ausgefeilten Bewegungssystem kann er viele Kilos stemmen, kann laufen, sprinten, turnen und springen und sich jederzeit an wechselnde Lebensbedingungen anpassen. Er kann mühelos weite Strecken zurücklegen, sportliche Höchstleistungen vollbringen und sich schnell wieder entspannen und regenerieren.

Eigentlich müssten wir unseren Körper deshalb täglich mit den verschiedensten Bewegungen fordern und regelmäßig ein großes Spektrum seiner Funktionen abrufen, damit wir bis ins hohe Alter flexibel, vital und beweglich bleiben. Denn je mehr wir von unserem ursprünglichen Bewegungspotenzial nutzen, desto mehr bleibt uns davon erhalten.

Wie der moderne Alltag unser Bewegungsspektrum einschränkt

Statt alle Bewegungspotenziale zu nutzen, schaffen wir uns meistens eher einen Lebensstil, der es uns ermöglicht, immer bequemer zu werden. Lieber fahren wir kurze Strecken mit dem Auto oder E-Roller, setzen auf pflegeleichte Vorgärten, fahren Rolltreppe und befehlen Alexa, das Licht auszuschalten, oder führen virtuelle Zoom-Meetings. Statt kilometerweit zu laufen, um uns wie unsere Vorfahren Nahrung zu beschaffen, verbringen wir den Großteil des Tages im Sitzen. Leider scheint der menschliche Körper noch mitten in der Evolution zu stecken: Seine innere Programmierung ist weiterhin auf Bewegung ausgelegt. Für die moderne, bequeme Lebensweise ist er nicht geschaffen.

Es ist also kein Wunder, dass unsere Muskeln verkümmern oder Gelenke versteifen, wenn wir nur einen Bruchteil unseres Bewegungspotenzials im Alltag nutzen. Der Körper richtet sich nach dem aus, was du häufig nutzt, und schränkt all jene Funktionen ein, die kaum in Gebrauch sind. Dadurch schützt er dich vor Verletzungen und spart Energie ein.

Beruf und Freizeit

Die meisten von uns verbringen einen großen Teil des Tages im Sitzen. Deutsche sitzen im Schnitt sogar acht bis neun Stunden täglich vor dem Fernseher, vor dem Computer, vor der Spielkonsole oder auf dem Sofa. Nach vier Stunden sitzender Tätigkeit wird es für den Körper bereits kritisch und er beginnt, eine Vielzahl an Kompensationen einzurichten, um bleibende Schädigungen durch Fehlhaltung zu vermeiden.

Falls wir im Alltag überwiegend vor dem Computer, Fernseher oder Handy sitzen, verstärkt der Körper alle Strukturen, die notwendig sind, über viele Stunden in einer nach vorn gebeugten Haltung zu verweilen. Dafür verkürzt er die Bauchmuskeln und verlängert die Rückenmuskulatur. Außerdem verklebt er einige Rückenfaszien oder versteift Gelenke, damit sich die Wirbelsäule dauerhaft für das Sitzen krümmen kann. Dafür sind nun Bewegungen eingeschränkt, die nicht so häufig abgerufen wurden: Es fällt schwerer, sich aufzurichten oder die Arme über dem Kopf auszustrecken.

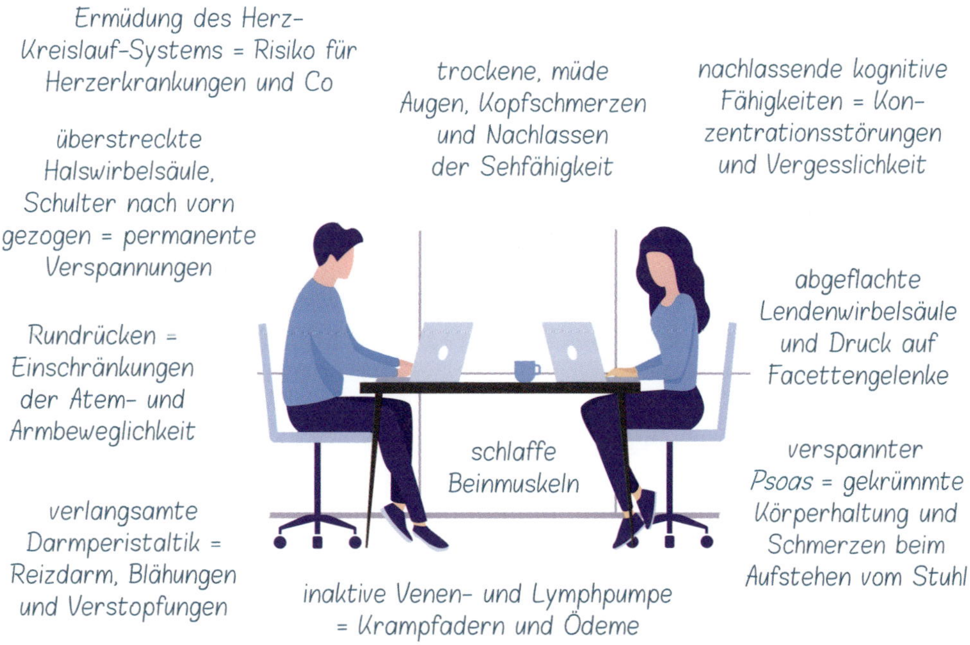

Zu viel Sitzen kann eine ganze Bandbreite an gesundheitlichen Risiken bergen.

Eine dauerhaft nach vorn gebeugte Körperhaltung schränkt nicht nur die Beweglichkeit des Muskel-Skelett-Systems ein: Auch das Herz-Kreislauf-System, die inneren Organe, eigentlich all unsere Körperstrukturen, geraten unter Druck. Aktuelle Studien zeigen, dass Vielsitzer ein erhöhtes Risiko haben, an Bandscheibenvorfällen, Herz-Kreislauf-Erkrankungen, Durchblutungsstörungen und Bluthochdruck oder an Diabetes Typ 2 zu erkranken.

Nahezu alle Berufe mit monotonen Haltungsmustern (Pflegepersonal, Handwerker, Therapeuten, Friseure, Gärtner und viele weitere) wirken sich früher oder später ungünstig auf den Bewegungsapparat und auf die Körperhaltung aus. Friseure klagen zum Beispiel häufiger über Probleme, die Arme über Kopf zu bewegen, und Gärtner haben öfter Schwierigkeiten, sich zu bücken und aufzurichten.

Freizeit- und Leistungssportler

Man könnte meinen, sportliche Menschen bewegen sich genug und müssten folglich flexibel und gelenkig sein. Doch die meisten Freizeit- und Leistungssportler fühlen sich ebenfalls in bestimmten Körperabschnitten unbeweglich, je nachdem, wo beim Training der Schwerpunkt gesetzt wird. Jede Sportart hat ihre Bewegungsabfolgen, die für das Ausüben des Sports wichtig sind. Diese werden im Training und im Wettkampf Dutzende Male abgerufen. Das bedeutet, einige Muskeln werden viel beansprucht und trainiert, andere hingegen stabilisieren die Bewegung und sind unter Daueranspannung. Dadurch entstehen muskuläre Disbalancen, die zu Gelenkabnutzung und Bewegungseinschränkungen führen.

Fußballer haben beispielshalber durch das Schusstraining oft einen Beckenschiefstand oder steife Füße und O-Beine. Basketballer klagen eher über Verkürzungen im Po- und Wadenmuskel und über ein unbewegliches Kreuz.

Bei Freizeitsportlern wird eher das Dehnen, Aufwärmen und Cool-down vernachlässigt und dadurch übermäßig viele Schlacken im Gewebe eingelagert. Außerdem legen Freizeitsportler meist nicht so viel Wert auf passendes Schuhwerk oder auf Techniktraining – Fehlhaltungen und Verspannungen sind demnach vorprogrammiert.

Gesundheitsbewusste Vielsitzer wollen sich nach der Arbeit oft noch etwas Gutes tun. Sie hoffen, durch Laufen und Joggen das viele Sitzen ausgleichen zu können.

Ihnen ist nicht bewusst, dass Lauftraining ebenfalls belastend auf die Hüftbeugemuskulatur wirkt. Statt in eine verbesserte Körperaufrichtung zu kommen, verbleibt der Körper nach dem Laufen in seiner Beugehaltung. Sinnvoller wäre es, diesem Haltungsmuster über Asanas wie den Schmetterling im Liegen (Seite 84) oder den Saddle (Seite 88) entgegenzuwirken.

Immobilität, Verletzungspausen und Schmerzen

Sicherlich hast du selbst schon mal erlebt, wie schwach und unbeweglich du dich nach einem Infekt fühlst, bei dem du mehrere Tage im Bett liegen musstest. Der Abbau von Muskelmasse durch Immobilität beginnt relativ schnell, etwa nach wenigen Tagen bis zu einer Woche. Normalerweise kann der Körper einige Tage ohne körperliche Aktivität gut wegstecken. Bist du jedoch durch eine Verletzungspause oder durch Schmerzen zu einer längeren Phase der Immobilität gezwungen, verkürzen sich bestimmte Muskeln und werden schwächer, da sie nicht regelmäßig gedehnt und belastet werden.

Immobilität macht sich nicht nur in den Muskeln bemerkbar. Auch die Gelenkkapseln versteifen, wenn die Gelenke über einen längeren Zeitraum nicht bewegt werden, und Knorpel verlieren an Elastizität. Dies führt zu Einschränkungen des Bewegungsumfangs und der Flexibilität in den wenig belasteten Körperabschnitten.

Stelle dir zum Beispiel vor, du hast dir bei einem Sturz den Arm gebrochen und dein Handgelenk ist für sechs Wochen durch einen engen Gips fixiert. Wird der Gips nach einiger Zeit dann abgenommen, ist der Bruch im Handgelenk dank deiner Selbstheilungskräfte zwar geheilt, aber der Arm ist richtig dünn und unbeweglich geworden. Doch wenn du damit beginnst, das Handgelenk wieder mehr zu bewegen und Muskeln in der gesamten Schulter-Arm-Region aufzubauen, dann stellt der Körper den Bewegungsradius im Handgelenk schnell wieder her.

Yoga kann dir dabei helfen, die Beweglichkeit trotz Immobilität zu erhalten oder wiederherzustellen. Wichtig ist, regelmäßig passive und aktive Bewegungen auszuführen und die Belastung allmählich zu steigern, um Muskeln, Gelenke und Bindegewebe zu mobilisieren und zu stärken. Falls du dir unsicher bist oder befürchtest, durch Bewegung deinen Zustand noch zu verschlimmern, dann hole dir Hilfe von Physiotherapeuten oder Yogalehrenden, die Asanas individuell an dich anpassen können.

Fortschreitendes Alter und körperliche Schwäche

Mit zunehmendem Alter nimmt die Beweglichkeit ab. Dies liegt teilweise daran, dass der Körper im Laufe der Zeit weniger effizient darin wird, Proteine zu verarbeiten und Muskeln aufzubauen. Außerdem verlieren die Bandscheiben an Elastizität und nutzen sich ab. Die degenerativen Veränderungen an der Wirbelsäule führen zur Abnahme der Rückenflexibilität und zu verringerter körperlicher Aktivität. Wenn man im Alter weniger beweglich wird, kann es schwieriger werden, alltägliche Aktivitäten wie Gehen, Treppensteigen oder Bücken auszuführen. Die verringerte körperliche Aktivität führt zu körperlicher Schwäche und zur Verschlechterung der Lebensqualität. Ältere Menschen müssen sich häufiger zu mehr Bewegung durchringen, gerade wenn sie mit Sport und Fitness zuvor noch nicht so viele Berührungspunkte hatten. Sanfte Asanas wie die Variante in der Schulterbrücke (Seite 72) ermöglichen, den Bewegungsradius trotz Gelenkverschleiß und körperlicher Beschwerden zu erweitern und die Lebensqualität durch mehr Flexibilität zu verbessern. Selbst mit Gelenkprothesen können viele Asanas mithilfe von Lagerungshilfen bedenkenlos ausgeführt werden.

Weitere Faktoren für fehlende Beweglichkeit

Jeder Mensch hat individuelle körperliche Voraussetzungen, die beim Yoga berücksichtigt werden und durch bestimmte Hilfsmittel ausgeglichen werden können.

Manche Menschen haben einen zusätzlichen Wirbel, andere haben Muskeln, mit denen sie etwa mit den Ohren wackeln können, bei einigen fehlen wiederum bestimmte Muskeln: Der *Psoas minor,* ein Muskel im Beckenraum, fehlt zum Beispiel bei etwa der Hälfte der Menschen.

Genauso gibt es Unterschiede im Körperbau von Männern und Frauen. Frauen haben ein viel breiteres Becken als Männer, damit sie gebären können. Dadurch unterscheidet sich die Ausrichtung des Hüftgelenks bei Männern und Frauen und die Ausdehnung der Beckenknochen. Die meisten Frauen können deshalb leichter im Schneidersitz verweilen als viele Männer.

Vielleicht ist dir selbst schon aufgefallen, wie bestimmte Kleidungsstücke oder Modeaccessoires für manche Bewegungen hinderlich sind. Zu enge Hosen, Gürtel oder Büstenhalter bremsen den Blutfluss und die Atemdynamik. Pumps, Flipflops

Unterschiedlichste Faktoren und Gewohnheiten wirken sich negativ auf unsere Beweglichkeit aus. Dazu können folgende gehören:

- Bewegungsfaulheit durch bequeme Lebensgewohnheiten
- monotone Bewegungsabfolgen und einseitige Haltungsmuster in Beruf, Sport und Haushalt
- Immobilität, Schmerzen und Verletzungspausen
- individuelle anatomische Gegebenheiten
- Kleidung und Modeaccessoires
- Übergewicht
- geistige Inflexibilität, Depression und seelische Traumata

und Sicherheitsschuhe verhindern die physiologische Abrollbewegung des Fußes: Das wirkt sich bis zu den Kopfgelenken aus! Mitten in der Yogasequenz stören des Öfteren Haargummis (bei Asanas in der Rückenlage), Brillen und rutschige Socken.

Wie funktioniert Bewegung?

Beweglich zu sein ist die Grundvoraussetzung für alle Alltagsaktivitäten. Yogaübungen eignen sich bestens dazu, um Flexibilität und Dynamik in unseren Muskeln, Faszien und Gelenken zu erhalten und wiederherzustellen. Unabhängig davon, ob du schon etwas älter, chronisch erkrankt, sportlich oder Anfänger bist, lässt sich deine Beweglichkeit zu jedem Zeitpunkt verbessern, denn mit entsprechenden Hilfsmitteln passt sich Yoga deinen Möglichkeiten an. Anders als Fitnessübungen und Stretching wirkt Yoga ganzheitlich auf den menschlichen Organismus und bewirkt, dass wir gesundheitsschädigende Verhaltensmuster im Alltag überdenken und auflösen. Dadurch erweiterst du dein Bewegungsspektrum nachhaltig und bekommst ein feineres Gespür für deinen Körper. Doch bevor wir uns der Yogaphilosophie und dem praktischen Übungsteil in diesem Buch zuwenden, schauen wir uns zunächst an, wie Bewegung initiiert wird und welche Komponenten für eine bewusste Bewegungsausführung notwendig sind. Denn dann kannst du bei den Yogahaltungen später besser nachvollziehen, worauf es ankommst und was du spüren kannst.

Vom Gehirn über die Nerven zum Muskel

Bewegung wird durch eine komplexe Kombination von Muskelkontraktionen, neuronaler Aktivität und biomechanischen Prozessen ermöglicht. Sie beginnt mit einer Entscheidung im Gehirn, eine bestimmte Aktion auszuführen, zum Beispiel den Arm zu heben und den Bizeps anzuspannen. Das Gehirn erstellt gewissermaßen für genau diese Bewegung einen Plan und sendet über motorische Bahnen im Rückenmark (Pyramidenbahnen) und über periphere Nerven elektrische Signale zu den entsprechenden Muskeln. Das alles passiert innerhalb von Millisekunden.

Die ankommenden Nervensignale lösen an den Muskeln elektrische Impulse aus, die zur Kontraktion der Muskelfasern führen. Damit das Zusammenspiel von Nervensignal und Muskelaktion klappt, muss die Kontraktilität und die Erregbarkeit der Muskeleinheit stimmen.

Die Kontraktion der Muskeln erzeugt mechanische Kräfte, die über Sehnen auf die benachbarten Knochen übertragen werden. Diese Kraft bewegt die Knochen und führt zu der gewünschten Bewegung.

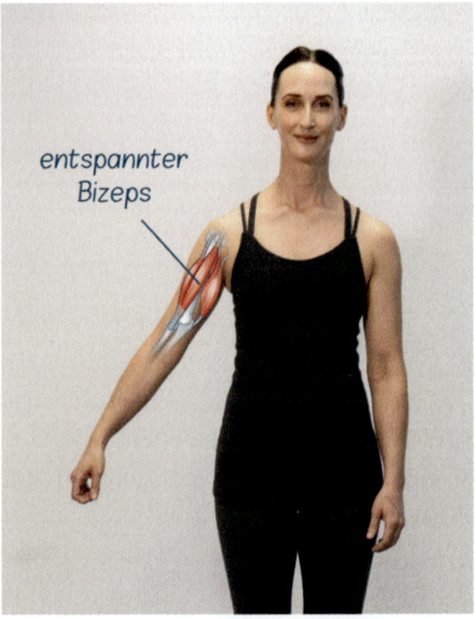

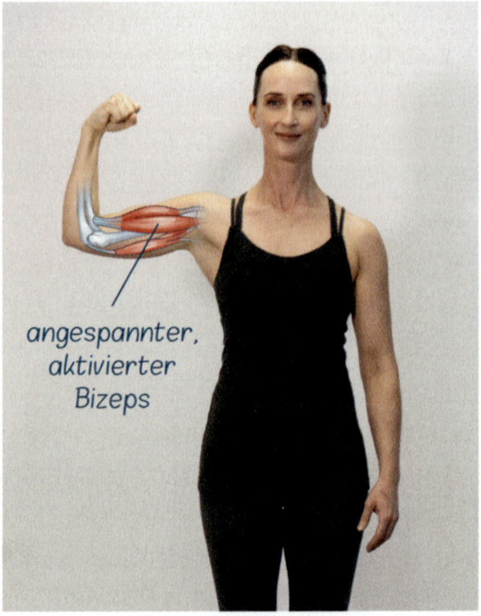

Bewusste Bewegungen beginnen mit einem Reiz im Gehirn und mit einem Entscheidungsprogramm, wie die Bewegung am sichersten ausgeführt werden kann.

Während der Bewegung werden sensorische Informationen von Muskeln, Sehnen und Gelenken an das Gehirn gesendet. Das Gehirn nutzt diese Infos, um die Bewegung zu überwachen, zu korrigieren oder noch feiner abzustimmen. Dadurch stellt das Gehirn ein reibungsloses, präzises und verletzungsfreies Bewegungsmuster sicher. Nach der Bewegung benötigt der Muskel genügend Dehnfähigkeit und Elastizität, um zurück in seine Ruheposition zu kommen.

Gelenke – die Scharniere unseres Körpers

Neben Muskeln und Nerven haben Gelenke eine entscheidende Rolle bei der Unterstützung von Bewegungen, indem sie Flexibilität, Stabilität, aber auch sensorische Rückmeldungen zum Gehirn bieten. Das hilft dem Gehirn, Bewegungen zu koordinieren und die Körperhaltung zu korrigieren.

Außerdem ermöglichen sie den Knochen, sich auf bestimme Art und Weise zu bewegen, und verhindern dadurch, dass sich der Knochen auf unnatürliche Weise bewegt. Je nach Art des Gelenks können Bewegungen wie Beugung, Streckung, Rotation und Seitneigungen ausgeführt werden.

Gelenke absorbieren und verteilen die Belastung, die während der Bewegung auf den Körper wirkt. Dies hilft dem Körper, sich vor Verletzungen zu schützen und frühzeitige Degenerationen zu verhindern.

Faszien – ein Netzwerk aus Bindegewebe

Faszien sind bindegewebsartige Körperstrukturen, zu denen im weitesten Sinne sogar Knochen, Knorpel und Gelenke gezählt werden. Das Fasziengewebe besteht zu großen Teilen aus Wasser, Klebstoffen und Kollagenfasern. Diese Kombination sorgt für Stabilität, Elastizität und Gleitfähigkeit.

Faszien sind elastisch und können sich dehnen, um Bewegungen zu ermöglichen. Sie tragen dazu bei, den Bewegungsbereich der Muskeln und Gelenke zu unterstützen und zu erweitern. Sie umgeben und durchdringen Muskeln, Organe und Sehnen und kommen sowohl an der Körperoberfläche als auch in den tiefen Körperschichten vor. Faszien helfen dabei, dem Körper Form zu geben, Organe in ihren Positionen zu halten oder unnatürliche Bewegungen zu verhindern. Zusammenfassend spielen Faszien eine entscheidende Rolle bei der Unterstützung und Koordination von Bewegungen, indem sie Stabilität, Kraftübertragung, Flexibilität und sensorische Rückmeldung an das Gehirn bieten. Ohne Faszien würde der Körper wahrscheinlich auseinanderfallen.

Die meisten Faszien sind eng mit dem Muskelgewebe verknüpft und bilden mit den Muskeln eine sogenannte myofasziale Einheit. Dadurch teilen sie sich die Versorgung mit lebenswichtigen Baustoffen und beeinflussen sich gegenseitig. Das wird später noch für unseren Praxisteil mit den Yogahaltungen *(Asanas)* interessant, denn dann entscheiden wir, ob es sinnvoll ist, den Muskel zu dehnen oder lieber die muskelumhüllende Faszie.

Faszien können verkleben oder je nach Belastung fester oder poröser werden. Bei Vielsitzern baut der Körper beispielsweise mehr Kollagen in die Rückenfaszie ein, damit sie härter und stabiler wird und den Körper in der gebeugten Haltung unterstützen kann. Doch immer dann, wenn der Körper Kompensationsmechanismen einrichten muss, muss er bei anderen Strukturen Abstriche machen. In diesem Fall leidet die Rückenmuskulatur, die von der Rückenfaszie durchdrungen wird: Der Muskelstoffwechsel wird träge, Schlacken lagern sich im Muskel ein, das Gewebe verspannt und die Rückenmuskulatur schwächt ab. Dann ist es sinnvoll, zunächst die Faszien durch Asanas zu entfalten. Am besten eignen sich dann länger gehaltene Positionen aus dem Yin Yoga.

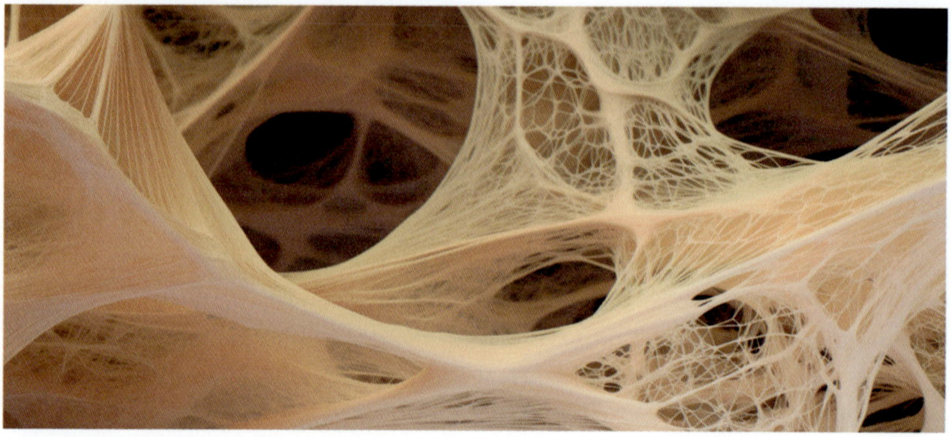

Faszien umhüllen die Muskeln. Dehnst du die Faszien auf, werden auch die Muskeln besser durchblutet und aktiviert.

Was sind die Unterschiede zwischen Muskel- und Fasziendehnungen? Für deine Yogapraxis ist es gut zu wissen, dass Faszien und Muskeln unterschiedlich auf Dehnreize reagieren. Wenn du in den Asanas Muskulatur dehnen möchtest, dann ist es am besten, wenn der Muskel schon aktiviert und erwärmt ist. Die Muskulatur spricht am besten auf Dehnreize an, die etwa 60 bis 90 Sekunden andauern.

Faszien lassen sich am besten entfalten, wenn sie kühl sind, also zum Beispiel vor dem Training oder ohne sich groß aufgewärmt zu haben. Sie benötigen längere Dehnungen von drei bis fünf Minuten. Um Faszien mit Dehnreizen zu erreichen, müssen die Muskeln möglichst passiv sein. Deshalb ist es sinnvoll, bei der Fasziendehnung Hilfsmittel wie Blöcke, Bolster oder Gurte zu benutzen und sich ganz in die Asanas hineinzuentspannen. Weiter hinten im Buch bei den Asanas ab Seite 72 findest du bei den meisten Haltungen Varianten aus dem Yin Yoga, mit denen du die Faszien dehnen kannst. Fasziendehnungen tun besonders gut, wenn du dich sehr unbeweglich fühlst, etwas älter bist oder unter Dauerstress leidest.

Die Grundausstattung für deine Yogapraxis

Mit Yoga kannst du jederzeit und überall beginnen! Alles, was du dazu brauchst, sind eine Matte und eine Grundausstattung an Yogahilfsmitteln wie Blöcke und Gurte, die dir helfen, die Asanas individuell an dich anzupassen, oder mit denen du länger in einer Haltung verweilen kannst. Dazu stelle ich dir eine Grundausstattung für deine Übungspraxis zusammen und gebe dir Tipps, worauf du beim Kauf achten solltest.

Falls du keine Yogahilfsmittel zur Hand hast oder erstmal nicht in professionelles Yogaequipment investieren möchtest, findest du im Haushalt viele Alternativen, wie dicke Bücher oder Sofakissen, die anstelle der Yogamaterialien genutzt werden können. Du kannst also gleich mit Yoga loslegen! Falls du jedoch tiefer in die Yogapraxis einsteigen möchtest, dann empfehle ich dir, professionelle Yogahilfsmittel zu benutzen, denn sie helfen noch besser, deine Asanas zu entwickeln, zu stabilisieren und präziser an dich anzupassen.

Die Matte

Deine Matte sollte rutschfest sein, damit du dich in herausfordernden Asanas wie dem Herabschauenden Hund gut stabilisieren kannst. Durch den Kontakt zur Haut und zum Gesicht empfehle ich dir, eine Matte aus umweltfreundlichem Material, zum Beispiel Naturkautschuk, zu benutzen. Die meisten Matten sind 190 mal 60 Zentimeter breit und etwa 0,5 Zentimeter dick. Für ältere Menschen oder für Yogis mit Schmerzen ist es sinnvoll, auf einer weicheren oder dickeren Matte zu üben. Falls du etwas fülliger bist, schaffe dir eine 90 Zentimeter breite Matte an.

Das Yogakissen

Yogakissen gibt es in verschiedenen Varianten: Manche sind etwas höher oder haben eine breitere Sitzfläche. Wenn du eine Sitzhöhe von etwa 15 Zentimetern wählst, dann eignet sich das Yogakissen als Kopfkissen, als Unterlagerung für die Knie oder als Sitzhilfe. Beim Sitzen solltest du darauf achten, nur die Sitzbeinknochen durch das Kissen zu unterstützen, denn dann kann sich die Wirbelsäule physiologisch aufrichten.

Das Bolster

Wenn du nicht gleich ein ganzes Yogabasisset kaufen möchtest, dann empfehle ich dir, dir zumindest ein Bolster anzuschaffen. Denn das Bolster ist vielseitig einsetzbar und wird deine Yogapraxis sehr bereichern. Es bietet Unterstützung und Komfort, insbesondere bei Entspannungs- und Dehnübungen. Darüber hinaus kannst du mit dem Bolster die Intensität der Asanas anpassen und dich tief in die Haltungen hinein entspannen. Meistens sind Bolster mit Kapok oder Bio-Dinkelspelz gefüllt und haben die Möglichkeit, dass man Füllmaterial entnehmen kann. So kannst du das Bolster perfekt an dich anpassen. Optimal ist eine Länge von 65 Zentimetern und 22 Zentimeter Durchmesser. Achte darauf, dass du den Bezug des Bolsters waschen kannst.

Die Decke

Damit du bei den Entspannungsposen nicht frierst, ist es gut, sich auch eine Decke zurechtzulegen. Es gibt tolle Yogadecken mit verschiedenen Designs, die gemütliche Sofadecke reicht aber auch. Wichtig ist, dass du dich ganz zudecken kannst und dass sich die Decke gut falten lässt, falls du sie mal als Lagerungshilfe zusammenrollen möchtest.

Der Gurt

Der Gurt hilft beim schrittweisen Erlernen anspruchsvollerer Yogahaltungen und verringert Spannungen in den Muskeln. Wir benutzen den Gurt zum Beispiel zum Dehnen der Muskeln auf der Beinrückseite oder als Hilfsmittel bei der Asana Kuhgesicht. Dein Gurt sollte mindestens 2,5 Meter lang sein und einen abgerundeten Metallverschluss haben.

Die Blöcke

Yogablöcke entlasten bestimmte Asanas oder geben dir in einigen Asanas mehr Stabilität und Bewegungsraum. Meist kommen zwei Blöcke zum Einsatz – für jede Körperseite einer –, in manchen Haltungen brauchst du nur einen Block. Es ist aber sinnvoll, sich gleich zwei gleich große Blöcke zu kaufen, denn dann kannst du sie auch zur Unterstützung im Sonnengruß benutzen oder um mehrere Körperteile gleichzeitig zu unterlagern. Ich persönlich finde Blöcke aus Kork am besten. Sie geben viel Halt und sind weicher als Blöcke aus Holz.

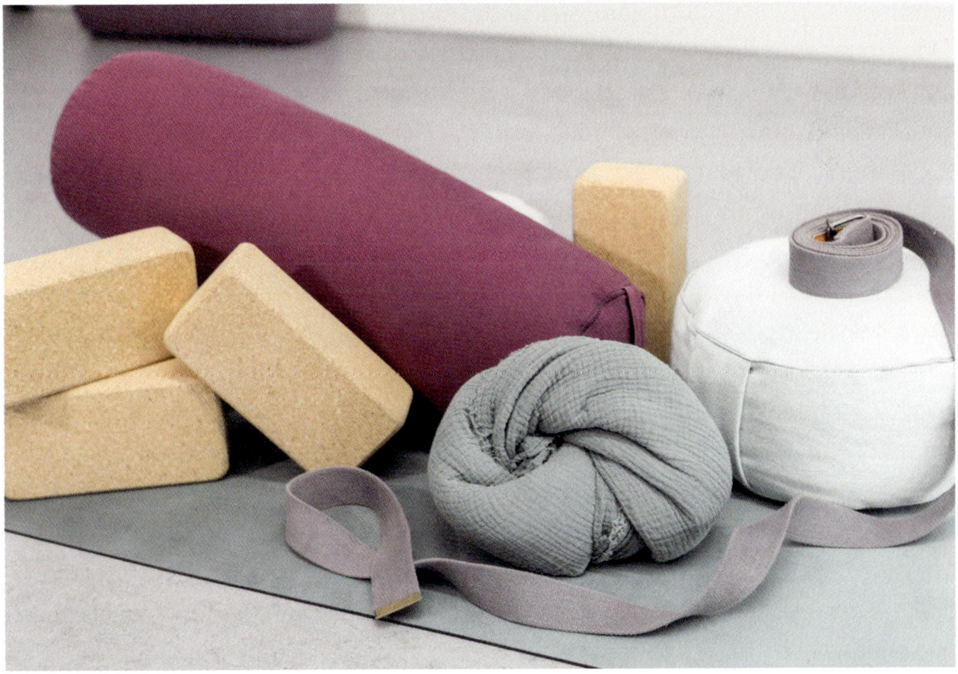

Die verschiedenen Tools helfen dir, die Yogapraxis genau an deine Bedürfnisse und dein Level anzupassen.

Falls du zunächst auf professionelle Tools verzichten möchtest, tausche sie durch Alternativen aus dem Haushalt aus.

- **Matte:** großes Handtuch, Teppich oder Decke
- **Yogakissen:** kleines, höheres Kopfkissen
- **Bolster:** längliches, festeres und größeres Sofakissen, Seitenschläferkissen
- **Gurt:** Seil, Hundeleine oder langer Gürtel
- **Blöcke:** dickere Bücher
- **Yogadecke:** die gemütliche Decke vom Sofa

Positive Effekte von Yoga

Jeder von uns wünscht sich, bis ins hohe Alter selbstständig, beweglich und schmerzfrei zu sein, und eine routinierte Yogapraxis trägt dazu bei, sich diesen Wunsch zu erfüllen. Denn jede Asana beinhaltet einen durchdachten Wirkprozess, der sich über Jahrtausende bewährt und weiterentwickelt hat. Im Zusammenspiel mit Entspannungs- und Atemtechniken *(Pranayama)* verbinden die Asanas Körper und Geist zu einer harmonischen Einheit. Dadurch hebt sich Yoga von anderen Fitnesstrends ab, denn Yoga hat eine ganzheitliche Wirkung auf den Übenden.

Asanas für ein dynamisches und bewegliches Muskel-Skelett-System

Yoga hat viele positive Effekte auf den Bewegungsapparat: auf seine Knochen, Muskeln, Gelenke, auf die Sehnen, Bänder, Faszien und Nerven. Insgesamt trägt Yoga dazu bei, den gesamten Bewegungsapparat zu kräftigen, zu dehnen und zu entspannen oder bei Schmerzen und bei Verletzungen schneller in die Regulation zu kommen und sich selbst zu heilen.

Im vorherigen Kapitelabschnitt hast du erfahren, dass sich dein Körper nur dann verändert, wenn du ihm durch regelmäßige Yogaimpulse zeigst, an welchen Gelenken und Körperabschnitten du wieder mehr Bewegungsspielraum haben möchtest. Übst du zum Beispiel täglich den Schmetterling im Liegen (Seite 84), dann zeigst du deinem Körper damit, dass du mehr Flexibilität in den Hüften und Leisten brauchst, und nach einiger Zeit wirst du spüren, wie die außenrotierten Beine immer näher Richtung Boden kommen. Mehr Hüftflexibilität im Alltag macht sich beim Gehen bemerkbar. Die Schritte sind größer und der Körper richtet sich besser auf. Als Vielsitzer wirst du positive Effekte spüren, wenn du lange gesessen hast und dann vom Stuhl aufstehst: Da, wo du vorher beim Aufstehen Schmerzen hattest, fühlst du nun Beschwerdefreiheit.

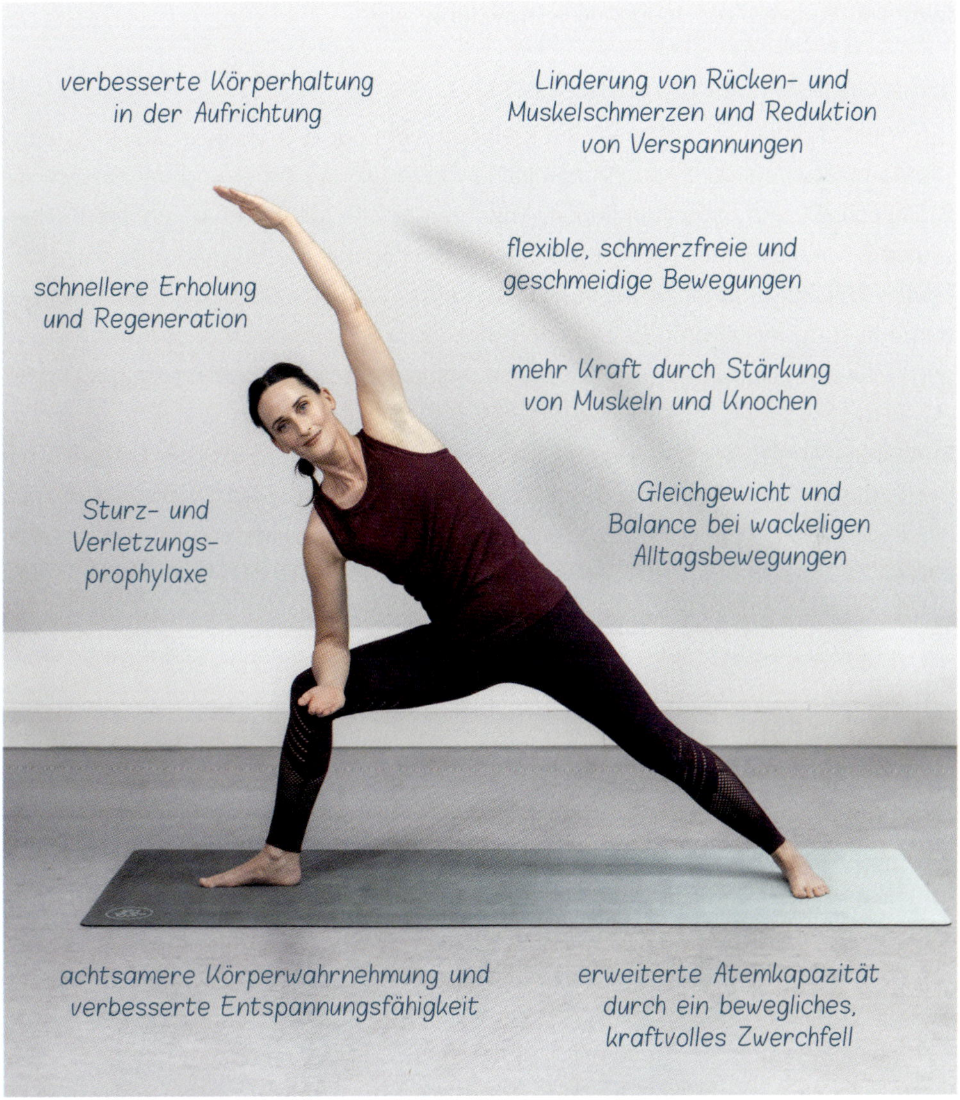
verbesserte Körperhaltung in der Aufrichtung
Linderung von Rücken- und Muskelschmerzen und Reduktion von Verspannungen
flexible, schmerzfreie und geschmeidige Bewegungen
schnellere Erholung und Regeneration
mehr Kraft durch Stärkung von Muskeln und Knochen
Sturz- und Verletzungsprophylaxe
Gleichgewicht und Balance bei wackeligen Alltagsbewegungen
achtsamere Körperwahrnehmung und verbesserte Entspannungsfähigkeit
erweiterte Atemkapazität durch ein bewegliches, kraftvolles Zwerchfell

Yoga verbessert die Körperhaltung und fördert die Flexibilität des Bewegungsapparates.

Wenn du Yoga übst, bemerkst du zuerst, wie deine Muskeln und Faszien geschmeidiger und deine Gelenke flexibler werden. Wir realisieren die positiven Veränderungen am Muskel-Skelett-System am stärksten, weil wir die Bewegungskomponenten für unsere Alltagsaktivitäten bewusst einsetzen und brauchen. Mit ein bisschen Übungsroutine bekommst du jedoch mehr Feingefühl für deinen Körper. Dann spürst du nicht nur deine verbesserte Beweglichkeit, sondern auch die positiven Effekte von Yoga auf die übrigen Körpersysteme.

Yoga vitalisiert alle Körpersysteme

Die Yogahaltungen mobilisieren und kräftigen nicht nur das Muskel-Skelett-System. Die Asanas unterstützen auch chemische Prozesse im Körper und verbessern die Stoffwechsel- und Organfunktionen. Yoga sorgt dafür, dass sich all unsere Körpersysteme wie die Gefäße, die Lymphbahnen, die Organe, die Hormondrüsen und das Muskel-Skelett-System perfekt aufeinander einstimmen und zusammenarbeiten. Dadurch hast du mehr Kraft, Energie und Vitalität und kannst besser schlafen. Außerdem wirst du leistungsfähiger, fröhlicher, achtsamer und wirst nicht mehr so oft krank.

In Asanas wie der Beindehnung im Liegen (Seite 74) sprichst du zum Beispiel über Berührungs-, Dehnungs- und Druckreize das Nervensystem an. Das Nervensystem ist ein Steuerungsnetzwerk, das alle Muskel- und Organfunktionen miteinander verbindet. Es besteht aus dem Gehirn, den zentralen und den peripheren Nerven und beinhaltet das vegetative Nervensystem, das wie ein Autopilot funktioniert: Es steuert die unbewusst ablaufenden Körperfunktionen und ist wesentlich dafür verantwortlich, wie wir mit stressigen Herausforderungen umgehen können. Das vegetative Nervensystem lässt sich am besten über länger gehaltene Yin-Yoga-Varianten ansteuern.

Das Herz-Kreislauf-System besteht aus dem Herzen und einem komplexen Netzwerk aus arteriellen und venösen Gefäßen. Das Herz muss konstant schlagen, um Blut durch den Körper zu pumpen und damit Abfallprodukte aus dem Körper zu transportieren und lebensnotwendigen Sauerstoff für die Zellen zu liefern. Asanas wie der Fisch (Seite 86) oder stehende Haltungen wie der Krieger (Seite 107) stärken das Herz und das gesamte Herz-Kreislauf-System. Denn die Asanas dehnen entweder Muskelgruppen am Brustkorb und nehmen Druck vom Herzen, oder sie veranlassen das Herz dazu, kräftiger zu schlagen und die Atmung zu vertiefen. Dadurch wird das Herz besser mit Sauerstoff versorgt und man fühlt sich energiegeladener.

Damit der Körper Fremdstoffe, Toxine und Krankheitserreger abtransportieren oder unschädlich machen kann, braucht es ein funktionstüchtiges Immun- und Lymphsystem. Das Lymphgefäßsystem ist ähnlich verzweigt wie das Blutsystem. Es transportiert überschüssige Stoffe aus dem Gewebe ab und befördert Immunzellen. Asanas, in denen die Beine erhöht positioniert sind, wie beim Langen Sitz an der Wand oder Abfolgen wie dem Sonnengruß (Seite 110), unterstützen das Lymphgefäßsystem in seiner Funktionsweise und helfen mit, Giftstoffe aus dem Körper zu leiten.

Yoga wirkt sich auch auf unsere Organfunktionen positiv aus. Alle Organe im Körper haben eine spezifische Aufgabe zu erfüllen. Sie bilden alle gemeinsam das Organsystem und arbeiten gleichzeitig zusammen, um den Körper am Leben und gesund zu halten. Stress und langes Sitzen können beispielsweise die Darmperistaltik hemmen. Asanas wie das Happy Baby (Seite 82) oder das Nadelöhr (Seite 80) regulieren dann durch sanfte Drainageeffekte den Darm und das gesamte Verdauungssystem.

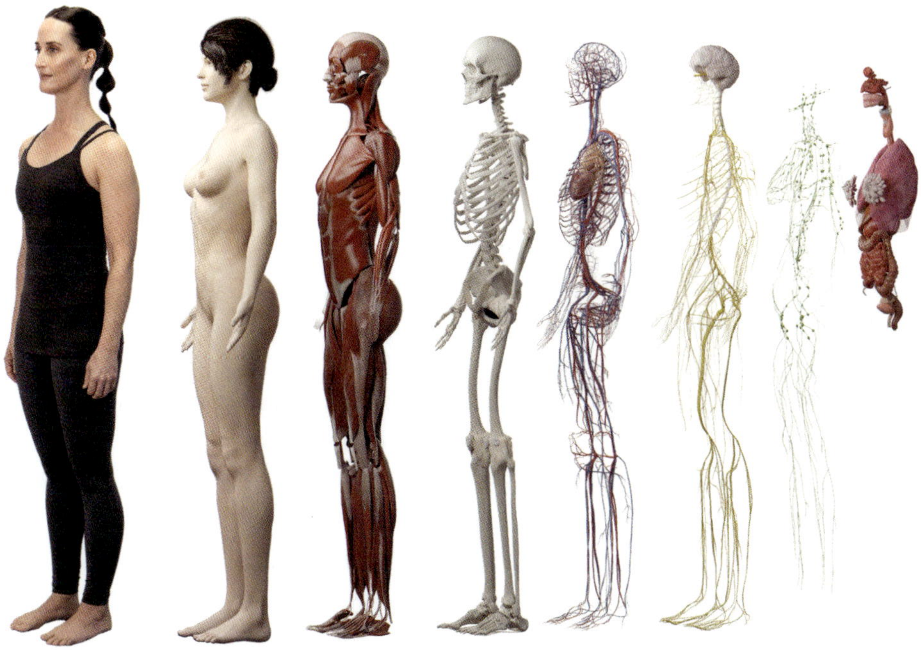

Yoga hat positive und ganzheitliche Effekte auf all unsere Körpersysteme und Prozesse im Organismus, wie zum Beispiel auf unseren Energiehaushalt.

Mentale Flexibilität durch Entspannung und Stressabbau

Im Zusammenspiel mit Entspannungs- und Atemtechniken haben die Asanas eine ganzheitliche Wirkung und harmonisieren Körper und Geist. Die Verknüpfung aus Körperhaltungen, Tiefenentspannung und Atemschulung gleicht Unstimmigkeiten im vegetativen Nervensystem aus und bewirkt, dass sich die beiden Hauptnervenstränge *Parasympathikus* und *Sympathikus* ausbalancieren. Dadurch kannst du im Alltag gelassener mit herausfordernden Situationen umgehen und Stress leichter abbauen.

In den alten Yogatraditionen gilt die Asana- und Atempraxis ursprünglich als Hinführung zur Meditation und die Meditation an sich als die Königsdisziplin auf dem Weg zu Selbsterkenntnis und Erleuchtung: Der Körper sollte durch die Asanas flexibel und warm werden. Bewusstes Atmen war und ist auch heute noch ein Mittel, um den Geist mit all seinen Gedanken zu zentrieren und zu beruhigen. Diese Grundvoraussetzungen machten es damals leichter, längere Zeit und ohne sich ablenken zu lassen im Sitzen zu meditieren, denn die meisten Yogis nahmen sich die Zeit, über Stunden oder sogar tagelang zu meditieren.

Heutzutage ist es eher andersherum: In den meisten Yogastudios liegt der Fokus auf der Asana-Praxis. Achtsamkeitsübungen, Atemtechniken und Meditationen sind eher Elemente, um zu entspannen und Stress abzubauen. Kürzere Entspannungsverfahren liegen uns näher und sind leichter mit dem Alltag zu vereinen als die Meditationspraxis von vor vielen tausend Jahren. Doch auch modernere Meditations- und Entspannungstechniken haben eine positive Wirkung auf das Alltagsleben und auf die Gesundheit: Sie helfen uns, Stress abzubauen, stärken unsere kognitiven Fähigkeiten und lassen uns besser schlafen, wie viele Studien beweisen.

Wenn du deine Yogapraxis jeweils mit einer kurzen Entspannung beginnst und abschließt, dann wird es dir mit der Zeit immer besser gelingen, im gegenwärtigen Moment zu verweilen, ohne dass der Geist in die Vergangenheit oder in die Zukunft abdriftet. Mit dieser Fähigkeit wachsen die individuelle Lebensqualität und das Wissen, konstruktiv mit Herausforderungen umzugehen. Darüber hinaus wirkt sich Entspannung auch positiv auf vielerlei Beschwerden wie Schlafstörungen und Tinnitus aus, löst Anspannung aus den Muskeln und kann zum Beispiel sogar Gelenkschmerzen mindern.

In diesem Buch zeige ich dir kurze Entspannungs- und Atemübungen für den Yogaeinstieg, die, wie ich finde, für jeden passen und jedem gelingen. Falls du dich noch mehr in das Thema Meditation und Entspannung vertiefen möchtest, dann findest du ab Seite 164 Tipps zu spannenden Büchern.

Durch eine regelmäßige Yogapraxis (etwa zwei bis drei Yogaflows pro Woche) kannst du ganz viele positive Veränderungen an dir und deiner Beweglichkeit feststellen. Ich fasse dir hier die wichtigsten Yogaeffekte für verschiedene Zielgruppen zusammen, damit du schnell herausfindest, weshalb sich Yoga für dich lohnt.

Für Anfänger: Gerade Sportmuffel und Beginner finden mit den Asanavarianten einen leichten Einstieg ins Yoga, überwinden Hemmungen und Ängste und können auf sanfte Weise Anspannungen in den Muskeln lösen. Yoga hilft Anfängern dabei, sich besser auf Ruhe und Entspannung einzulassen, vom Alltag abzuschalten und ein Gefühl für den eigenen Atemrhythmus zu bekommen. Yoga kann gut zu Hause geübt werden und ist deshalb ideal für alle, die spürbar mehr Kraft, Energie und Vitalität aufbauen möchten, ohne sich einer Sportgruppe anzuschließen.

Für Vielsitzer: Vielsitzer, die einen Großteil des Tages vor dem Bildschirm, vor dem Handy, im Auto oder im Büro sitzen, können durch Yoga Rückenschmerzen und Verspannungen reduzieren, Haltungsfehler korrigieren und einseitige Bewegungsmuster auflösen. Außerdem wirken sich viele Asanas stärkend auf das Herz-Kreislauf-System aus, sodass Vielsitzer das erhöhte Risiko von Herzerkrankungen und Bluthochdruck reduzieren können. Außerdem steigert Yoga die kognitiven Fähigkeiten und erhöht die Konzentration bei länger andauernder Bildschirmarbeit. Durch Entspannungs- und Atemübungen finden Vielsitzer innere Ruhe, Ausgeglichenheit und stärken ihre Resilienz.

Für Sportler: Sportler können mit Asanas muskuläre Disbalancen ausgleichen und sich nach einem Training oder Wettkampf schneller von Muskelkater erholen. Außerdem bekommst du als Sportler ein feineres Gespür dafür, ob du dich überfordert hast, und kannst dich bremsen, bevor ernsthafte Verletzungen entstehen. Über Atemübungen lässt sich die Atemkapazität verbessern. Der Körper ist dann ausreichend mit Sauerstoff versorgt und leistungsfähiger. Durch das Zusammenspiel von Entspannungsübungen und Körperwahrnehmung fühlst du dich mental belastbarer, kommunikationsfreudiger und empfindest mehr Empathie für deine Mitstreiter oder dein Team.

Für Senioren: Mit Yoga können sich Senioren den Wunsch erfüllen, so lange wie möglich selbstständig zu bleiben und die Lebensqualität bis zum Lebensende zu erhalten oder sogar zu steigern. Außerdem schulen Asanas das Gleichgewicht und wirken wie ein Sturzprophylaxe-Training. Schmerzen bei Gelenkarthrose, Rheuma, Osteoporose und Rückenbeschwerden lassen sich durch die ganzheitliche Yogapraxis lindern. Dadurch reduzieren sich Arzttermine. Ängste im Zusammenhang mit dem Älterwerden, wie etwa dem Verlust der Selbstständigkeit oder dem Alleinsein, werden gelindert.

Mittels Entspannungs-, Körperwahrnehmungs- und Atemübungen verbessern sich die kognitiven Fähigkeiten des Gehirns, denn die Plastizität des Gehirns kann bis zum Lebensende gesteigert werden. Ganz wichtig sind auch Gefühle von Verbundenheit, von innerer Ruhe und von Frieden, die sich durch Yoga einstellen. Denn dadurch wird das Gefühl der Labilität durchbrochen und das Leben kann mit einer positiven Grundeinstellung gestaltet werden.

Für Übergewichtige: Mit Yoga nimmst du auf gesunde Art und Weise Gewicht ab und hast begleitend zum Gewichtabnehmen eine entgiftende Wirkung auf die Ausscheidungsorgane. Darüber hinaus verbesserst du die Stoffwechselaktivität, regulierst die Verdauung und aktivierst die körpereigenen Lymphpumpen. Somit leitest du überschüssiges Wasser aus dem Körper, vitalisierst das Herz-Kreislauf-System und entlastest mit jedem purzelnden Kilo das Herz. Die meisten stoffwechselanregenden Asanas lindern sogar das Gefühl von Heißhunger und Gelüsten nach Süßem.

Viele Asanavarianten schützen die Gelenke und bieten trotz Übergewicht eine gesunde Möglichkeit, sich sportlich zu betätigen und Gelenkschmerzen zu lindern. Durch Entspannungs- und Atemübungen wird dein Körpergefühl immer besser: Du lernst, achtsam mit deinem Körper umzugehen, Verständnis für ihn aufzubringen und ungesunde Lebensmuster dauerhaft zu durchbrechen.

Mobilitätstests

Wie beweglich ist dein Körper?

Wenn du für dich genau herausfinden möchtest, wie beweglich du bist und wie du mithilfe von Asanas an deiner Flexibilität feilen kannst, dann teste, wie beweglich deine einzelnen Körperabschnitte sind, bevor du dich der Yogapraxis (ab Kapitel 2, Seite 49) zuwendest. Mit den folgenden Mobilitätstests findest du schnell heraus, wo im Bewegungssystem deine Schwachstellen liegen und mit welchen Asanas du ganz gezielt an deiner Beweglichkeit arbeiten kannst. Alle Tests kannst du leicht und eigenständig ausführen und sie nutzen, um jederzeit deinen Fortschritt zu überprüfen. Notiere dir dazu deinen ermittelten Ist-Zustand – A, B oder C –, führe den Test nach etwa vier bis sechs Wochen erneut durch und vergleiche deine Ergebnisse. Die Tabelle auf Seite 47 hilft dir bei der Dokumentation.

Betrachte deine Beweglichkeit als den Grundstein für einen schmerzfreien, entspannten und gesunden Körper. Eine geringere Flexibilität führt zu Instabilitäten innerhalb des Muskel-Skelett-Systems, wodurch deine Bewegungen eingeschränkt werden.

Es gibt viele Gelenke und Muskeln in unserem Körper, die du brauchst, um all deine Bewegungen ausführen zu können. Bei den Mobilitätstests in diesem Buch gehe ich vor allem auf die Gelenke, Muskeln und Körperbereiche ein, mit denen Menschen häufig Mobilitätsprobleme haben. Dazu zählen etwa der Schulterbereich, die Beine und der gesamte Rücken. Die nachfolgenden Tests benutze ich auch in meinen physiotherapeutischen Behandlungen. Es sind keine standardisierten oder wissenschaftlich belegten Testverfahren, wie sie normalerweise in der Physiotherapie verwendet werden, um aus den Ergebnissen eine Behandlung abzuleiten. Mir kommt es darauf an, dass du die Tests eigenständig durchführen und auswerten kannst und dass die Bewegungen auch einen Alltagsbezug haben. Denn wer die Fortschritte nicht nur an einer Skala abliest, sondern noch dazu spürt, wie manche Alltagsbewegungen wieder leichter von der Hand gehen, ist motiviert, sich dauerhaft eine Yogaroutine aufzubauen.

Mit den nachfolgenden Tests kannst du deine Beweglichkeit in den Körperbereichen Rücken, Schulter-Nacken und Becken-Beine besser einstufen und bewerten. Anhand deiner Dokumentation hast du jederzeit den Überblick, wie deine Gelenke und Muskeln durch die Yogaübungen flexibler werden.

Die Teststufen sind in A, B und C unterteilt:

- *A* bedeutet, dass du bei dem Mobilitätstest noch nicht so beweglich bist.
- *B* zeigt dir, dass du eine mittelmäßige Beweglichkeit im jeweiligen Körperabschnitt hast.
- *C* bedeutet, dass du in dem getesteten Körperabschnitt eine gute oder sehr gute Beweglichkeit aufweist.

Bevor du mit der Asana-Praxis anfängst, kreise dir oben den Buchstaben zu dem jeweiligen Test ein, der am ehesten zu deinem Empfinden passt, wo du dich einstufst und wie flexibel du dich findest.

Deinen ersten Re-Check schlage ich dir nach ungefähr vier Wochen regelmäßigen Trainings vor. Regelmäßiges Training bedeutet, dreimal in der Woche Yoga mit einer vollständigen Sequenz zu üben oder sich täglich ein bis zwei »Duos« (ab Seite 149) vorzunehmen. Gehe im Re-Check alle Tests durch, bei denen du anfänglich Einschränkungen festgestellt hast, und markiere die neuen Ergebnisse. Mache dir gegebenenfalls ergänzende Notizen und reflektiere, welche Bewegungen im Alltag dir auffällig leichter fallen. Auf diese Weise kannst du in vier bis sechs Wochenabschnitten deine Flexibilität testen und deine Fortschritte dokumentieren.

Wenn du bei den Bewegungstests unsicher bist und das Gefühl hast, dich falsch einzuschätzen, dann teste die Bewegung vor dem Spiegel oder bitte jemanden um Feedback. Die Fragen im »Check« helfen dir, Auffälligkeiten wie Schmerzen, Unwohlsein oder erhebliche Seitenunterschiede bei den Bewegungen aufzudecken. Bedenke dabei immer, dass dies keine wertende Überprüfung sein soll, sondern eine neutrale! Ist dein Ergebnis bei einem der Tests »A«, bedeutet das also nicht gleich »schlecht«, sondern einfach nur, dass diese Partie deines Körpers mehr Aufmerksamkeit benötigt.

Kleiner Tipp: Du kannst alle Bewegungstests auch dazu nutzen, dich vor deiner Yogasequenz aufzuwärmen, oder sie zum Auflockern in dein Yogaprogramm mit einflechten.

Rumpf und Rücken

Alle Tests, die du für die Rumpf- und Rückenbeweglichkeit ausführst, sind für deinen Alltag wichtig. Sie spiegeln sich in Bewegungen wie tief in die Hocke gehen, sich aufrichten oder in der Gartenarbeit wider. Außerdem muss dein Rücken flexibel genug sein, um einen Schulterblick beim Autofahren machen zu können oder um in der Bauch- und Seitenlage zu schlafen.

Die Tests Katze-Kuh oder Vor- und Rückbeuge bewerten die Gesamtflexibilität der Wirbelsäule. Alle anderen Bewegungstests für den Rücken widmen sich Teilabschnitten wie der Lenden-, der Brust- und der Halswirbelsäule.

Falls du bei einem oder mehreren Tests Bewegungsdefizite feststellst, wirst du sicherlich schon einige Einschränkungen in deinem Alltag bemerkt haben, vielleicht gehen diese sogar mit Rückenschmerzen einher. Arbeite dann vorzugsweise mit den zum Test empfohlenen Asanas, mit denen du am besten an deiner Rückenflexibilität arbeiten kannst. Nach ein paar Wochen spürst du dann, wie ein Großteil deiner Beschwerden gelindert wird und du bestimmte Alltagsbewegungen geschmeidiger ausführen kannst. Wenn du dann dranbleibst, beugst du vielen degenerativen Rückenerkrankungen oder akuten Wirbelsäulenschmerzen vor und gehst aufgerichtet durch dein Leben.

Deine Brustwirbelsäule ist der Aufhänger für Überkopfbewegungen und Drehungen des Kopfes. Je flexibler deine Brustwirbelsäule sich wieder in die Streckung bewegen kann, desto höher lassen sich die Arme heben und der Kopf zu den Seiten drehen.

Rückenmobilität: Katze-Kuh A B C

Bei der Übung Katze-Kuh arbeiten fast alle Rückenstrukturen zusammen: die Wirbel, die Muskeln, die große Rückenfaszie, das Rückenmark und die Nervengeflechte des Rückens. Katze-Kuh eignet sich deswegen prima als Aufwärmübung oder zur schnellen Mobilisation des Rückens nach einem langen Arbeitstag.

- Komme in den Vierfüßlerstand, die Handgelenke befinden sich in einer geraden Linie unter den Schultern. Die Knie sind hüftbreit geöffnet, die Fußrücken liegen auf der Matte.

Katze: Runde den Rücken in einen großen Katzenbuckel, mit dem sich die gesamte Wirbelsäule beugt. Der Kopf rollt sich zum Brustbein ein, das Steißbein zeigt nach vorn unten und die Brustwirbelsäule ist maximal gerundet.

Kuh: Strecke jetzt den Rücken wie eine Hängebrücke durch und gib mit den Handflächen etwas Druck in den Boden. Dadurch kann sich der Oberkörper besser aufrichten. Das Kinn hebt sich leicht nach vorn oben.

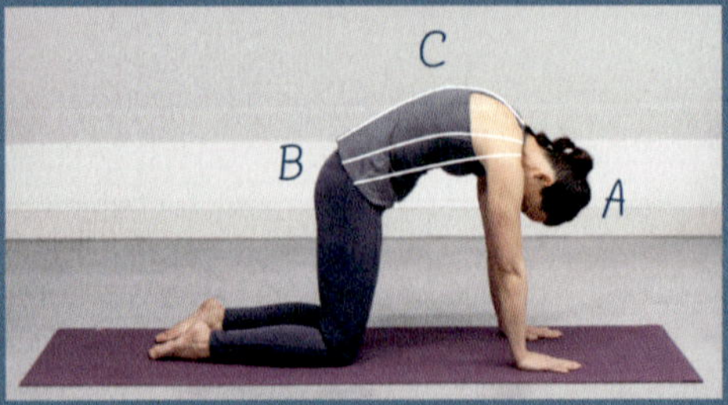

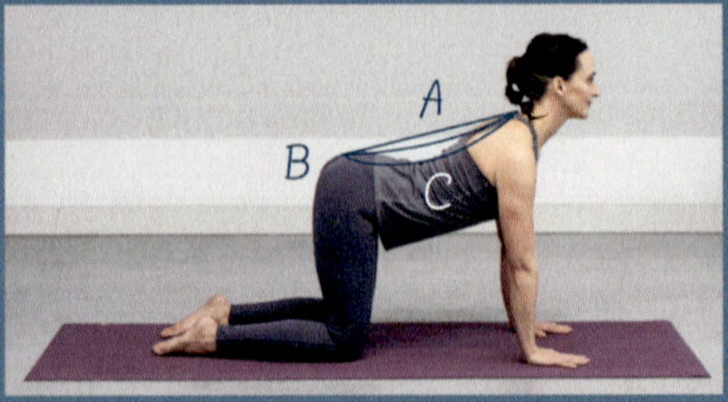

Das ist wichtig:
Der Test gibt dir nicht nur Aufschluss über deine Beuge- und Streckfähigkeit in der Wirbelsäule. Nebenbei überprüfst du auch die Dehnfähigkeit deines Rückenmarks, die Geschmeidigkeit deiner Rückenfaszie und wie gut sich dein Becken kippen und aufrichten kann. Über den Druck der Hände in den Boden kannst du dich besser einrollen oder dich im Rücken strecken.

Check:
Kannst du deinen Rücken maximal runden und durchstrecken (C)? Wie fühlen sich die beiden Bewegungen im Vergleich an? Welche funktioniert besser: das Beugen oder das Strecken? Hast du Schmerzen oder Blockaden während der Übungsdurchführung? Kannst du deinen Kopf maximal einrollen und strecken?

Hilfreiche Asanas:
Katze: Herabschauender Hund (Seite 100) und Sitzende Vorbeuge (Seite 90)
Kuh: Schulterbrücke (Seite 72), Fisch (Seite 86), Saddle (Seite 88) und Krieger (Seite 107)

Ganzkörperflexibilität: Rück- und Vorbeuge A B C

Mit diesem Test kannst du die Flexibilität im ganzen Rücken bewerten und deine Hüftbeuger überprüfen. Die Vorbeuge fällt den meisten Vielsitzern schwer, doch auch viele Sportler haben hier ihre Defizite. Falls du mal akut Rückenschmerzen hast, lässt sich der Test zu einer schonenden Mobilitätsübung umwandeln. Setze dich dann auf einen Stuhl, beuge dich langsam mit dem Oberkörper nach vorn und lasse die Finger so weit wie möglich zu den Füßen gleiten. Nach einem kurzen Verweilen richte dich Wirbel für Wirbel wieder gerade auf und strecke am Ende der Bewegung die Arme nach oben zum Himmel aus. Wiederhole die Bewegungen, bis der Schmerz nachlässt.

Rückbeuge: Strecke die Arme im Stehen so weit wie möglich nach oben über Kopf. Deine Füße stehen dabei eng zusammen. Deine Handflächen liegen aneinander, das Kinn strebt nach oben zum Himmel. Bei der Bewegung sollte dein Rücken in eine leichte Rückbeuge kommen.

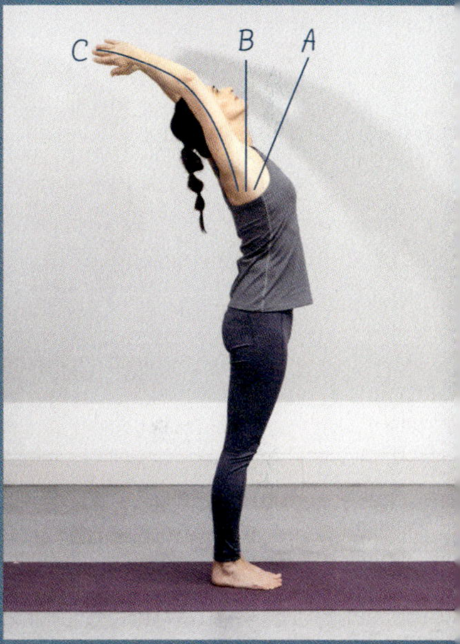

Vorbeuge: Rolle dich dann Wirbel für Wirbel mit dem Oberkörper in die Vorwärtsbeuge nach unten Richtung Boden. Deine Beine bleiben dabei gestreckt. Dabei blickst du Richtung Füße, damit sich der Hals rundet und deine Finger versuchen, die Matte zu berühren.

Das ist wichtig:
In der Vorbeuge müssen die Beine gestreckt bleiben, auch wenn du dann mit den Händen nicht so weit zum Boden kommst.

Check:
Rückbeuge: Kannst du die Arme bis hinter den Kopf heben (C)? Kann sich der Rücken wie ein Bogen spannen und lässt er sich gut strecken? Ist es angenehmer, den Kopf gerade zu lassen?
Vorbeuge: Kannst du bei gestreckten Beinen den Boden mit den Fingern berühren (C)? Wie groß ist der Abstand von deinen Händen zum Boden? Kannst du deine Beine durchgestreckt lassen? Wie stark ist das Ziehen auf der Beinrückseite?

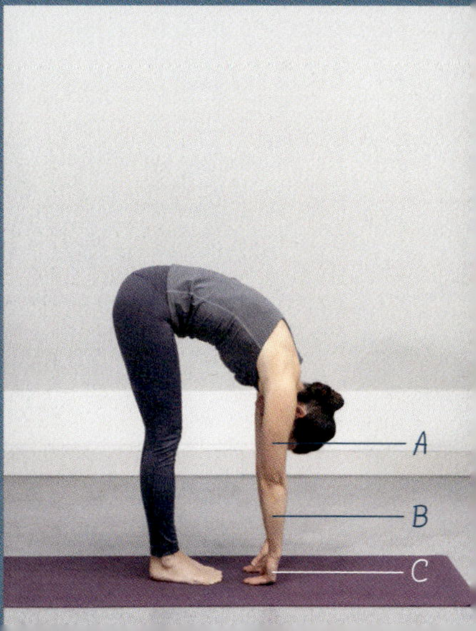

Hilfreiche Asanas:
Rückbeuge: Fisch (Seite 86), Saddle (Seite 88) und Krieger (Seite 107)
Vorbeuge: Beindehnung im Liegen (Seite 74), Herabschauender Hund (Seite 100), Nadelöhr (Seite 80) und Seitliche Winkelhaltung (Seite 104)

Seitneigungstest für den Rücken A B C

Die Seitneigung muss vor allem im unteren Rücken gut funktionieren. Sie ist immer dann von Bedeutung, wenn der Rücken Bewegungen miteinander koppeln muss, damit er sich endgradig (also bis zum Ende des Bewegungsradius) bewegen kann. Auch bei Schreibtischarbeiten ist es vorteilhaft, wenn sich der Rücken gut zu den Seiten bewegen kann. Das macht es leichter, nach dem Telefon zu greifen, das Druckerpapier herauszuziehen oder etwas vom Boden aufzuheben.

- Lasse im Stehen die Arme locker neben dem Rumpf hängen. Die Füße stehen eng zusammen.
- Neige dann den Oberkörper zur rechten Seite. Dabei rutscht die rechte Hand so weit wie möglich über den seitlichen Oberschenkel zum Knie.
- Komme danach zur Mitte zurück und teste die andere Seite: Jetzt neigt sich der Oberkörper nach links und die linke Hand rutscht über den seitlichen Oberschenkel.

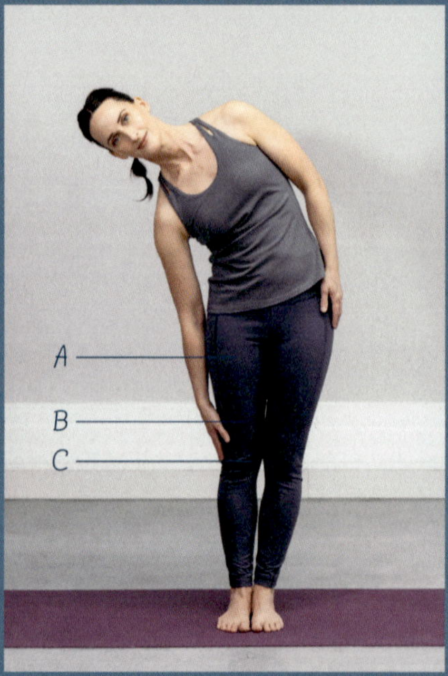

Das ist wichtig:
Achte darauf, dass sich die obere Schulter nicht nach oben anhebt und das Becken gerade bleibt, während du dich zur Seite neigst. Deine Knie bleiben während der Übung in neutraler Stellung und werden nicht gebeugt.

Check:
Kommst du mit der Hand bis zum Knie (C)? Wie weit kann deine Hand bis zum Knie gleiten? Kannst du dich zu beiden Seiten gleich gut neigen oder gibt es deutliche Unterschiede im Seitenvergleich? Hast du bei der Bewegung Schmerzen im unteren Rücken?

Hilfreiche Asanas:
Seitliche Winkelhaltung (Seite 104) und Drehsitz (Seite 93)

Drehfähigkeit in der ganzen Wirbelsäule *A B C*

Immer dann, wenn du nach etwas greifen möchtest, dich umdrehen willst, Sport treibst, dich mit jemandem unterhältst oder den Hals weit drehen musst, dann muss die ganze Wirbelsäule in eine Rotationsbewegung kommen. Eine gute Rotationsfähigkeit in der Wirbelsäule ist auch für das Armpendeln im Gehen ganz wichtig!

- Stelle dich mit nahe beieinander stehenden Füßen hin und lege deine Hände überkreuzt vorn auf die Schultern.
- Drehe dich dann so weit wie möglich nach rechts. Dabei dreht sich das Becken etwas mit. Drehe dich danach so weit wie möglich nach links.

Das ist wichtig:
Ziehe die Schultern bei der Bewegung nicht nach oben. Lasse sie entspannt, weit weg von den Ohren.

Check:
Kannst du dich so weit drehen, dass du hinter dich blicken kannst (C)? Kannst du dich zu beiden Seiten gleich gut drehen? Drehen sich alle Anteile der Wirbelsäule fließend mit? Hast du beim Drehen Schmerzen?

Hilfreiche Asanas:
Drehsitz (Seite 93), Seitliche Winkelhaltung (Seite 104) und Twist (Seite 78)

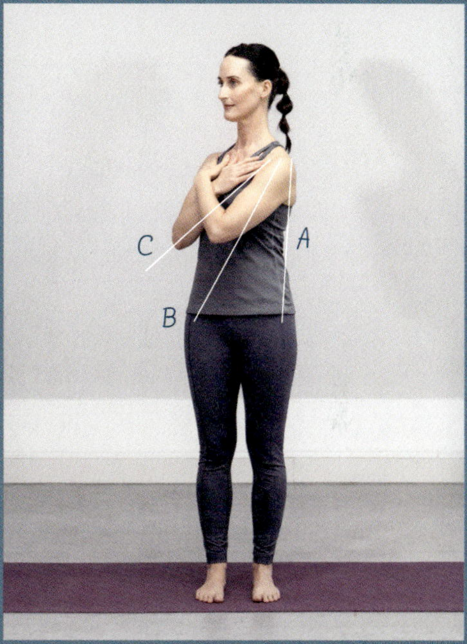

Schulterblick: Wie beweglich ist deine Halswirbelsäule? A B C

Der Schulterblick ist beim Autofahren natürlich obligatorisch. Du brauchst ihn aber auch, um dich in einer fremden Umgebung zu orientieren. Auch wenn du Bauch- und Seitenschläfer bist, ist diese Beweglichkeit der Halswirbelsäule wichtig.

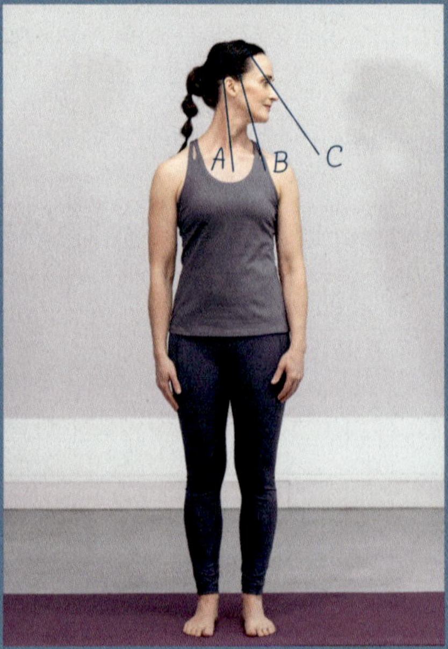

- Stelle dich aufrecht hin. Die Arme hängen locker neben dem Körper und die Füße stehen nahe zusammen.
- Drehe den Kopf bis zum Ende deines Bewegungsradius nach links, wie beim Schulterblick beim Autofahren. Komme langsam zur Mitte zurück.
- Teste dann die andere Seite: Drehe den Kopf so weit wie möglich nach rechts und komme danach in die Ausgangsstellung zurück.

Das ist wichtig:
Lasse die Arme entspannt hängen. Die Schultern bleiben beim Drehen unten. Achte darauf, dass sich nur der Kopf dreht. Die Brustwirbelsäule und die Schultern bleiben fix.

Check:
Kannst du sehen, was hinter dir ist, wenn du über die Schulter blickst (C)? Kann sich der Kopf zu beiden Seiten gleich gut drehen? Knirscht es bei der Drehung im Hals? Fühlt sich eine Seite blockiert an? Hast du Schmerzen dabei?

Hilfreiche Asanas:
Drehsitz (Seite 93), Seitliche Winkelhaltung (Seite 104), Twist (mit Kopfdrehung; Seite 78) und Schmetterling im Liegen (Variante mit Bolster, Seite 84)

Kobra: Wie flexibel ist deine Brustwirbelsäule? A B C

Bei allen Überkopfbewegungen wie malern, Schränke einräumen, Haare föhnen und Wäsche aufhängen muss sich die Brustwirbelsäule gut strecken können. Außerdem ist eine flexible Brustwirbelsäule für die Atembewegung wichtig: Je flexibler der Brustkorb ist, desto tiefer und freier sind deine Atemzüge. Und: Deine Brustwirbelsäule unterstützt die aufgerichtete Sitzposition.

- Lege dich auf den Bauch und stütze dich auf die Unterarme, sodass die Ellenbogen gebeugt sind und die Handflächen in den Boden drücken.
- Hebe dann den Oberkörper zur Kobra an, sodass sich die Brustwirbelsäule streckt. Die Halswirbelsäule bleibt dabei lang.
- Wenn du merkst, dass dir der Test leichtfällt, dann probiere aus, ob du die Arme durchstrecken und in den Heraufschauenden Hund kommen kannst. Schaue dabei in Richtung Himmel.

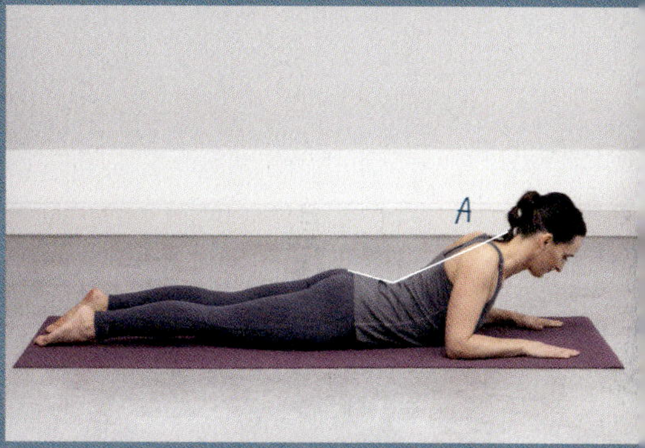

Das ist wichtig:
Die Ellenbogen werden unter den Schultern aufgesetzt, sodass sie mit den Schultern etwa eine gedachte Linie bilden. Die Beine nicht zu weit öffnen. Wenn du die Kobra mit durchgestreckten Armen ausführst, bleiben die Leisten am Boden.

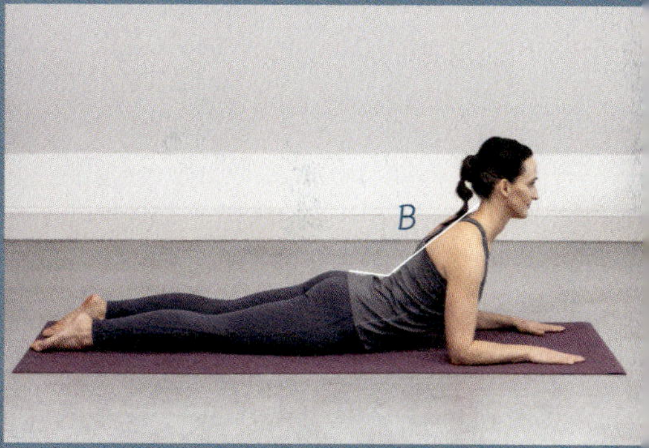

Check:
Kannst du deine Brustwirbelsäule so weit aufrichten, dass sich die Arme strecken lassen (C)? Fällt es dir schwer, den Kopf über dem Boden zu halten? Hast du genug Rückenkraft, um für einen Moment in der Haltung zu bleiben? Wie verhält sich deine Atmung? Spürst du Druck in der vorderen Magengegend?

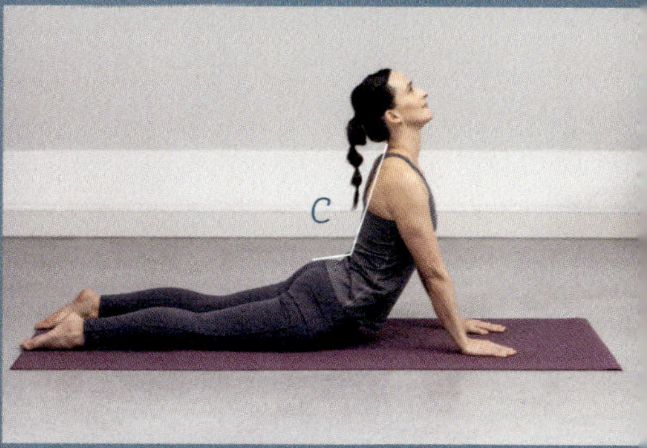

Hilfreiche Asanas:
Saddle (Seite 88), Schmetterling im Liegen (Seite 84), Schulterbrücke (Seite 72), Fisch (Seite 86), Kuhgesicht (Seite 96) und Krieger (Seite 107)

Twist: Teste die Beweglichkeit in deinem unteren Rücken A B C

Mit dem Twist testest du die Rotationsfähigkeit deiner Lendenwirbelsäule und wie sich die großen Lendenmuskeln an die Drehbewegung anpassen können. Im Alltag spielt die Bewegung beim Gehen und Joggen eine wichtige Rolle oder immer dann, wenn du einen Gegenstand aufheben möchtest. Außerdem brauchst du beim Ein- und Ausparken eine gute Rotationsfähigkeit der Lendenwirbelsäule oder wenn du dich zu jemandem umdrehen möchtest.

- Komme in die Rückenlage und stelle die Füße nebeneinander auf. Die Arme liegen locker neben dem Körper.
- Kippe dann beide Beine zusammen zur linken Seite. Der Kopf bleibt gerade. Komme zur Mitte zurück und teste dann die andere Seite: Bewege jetzt die Beine zusammen nach rechts.

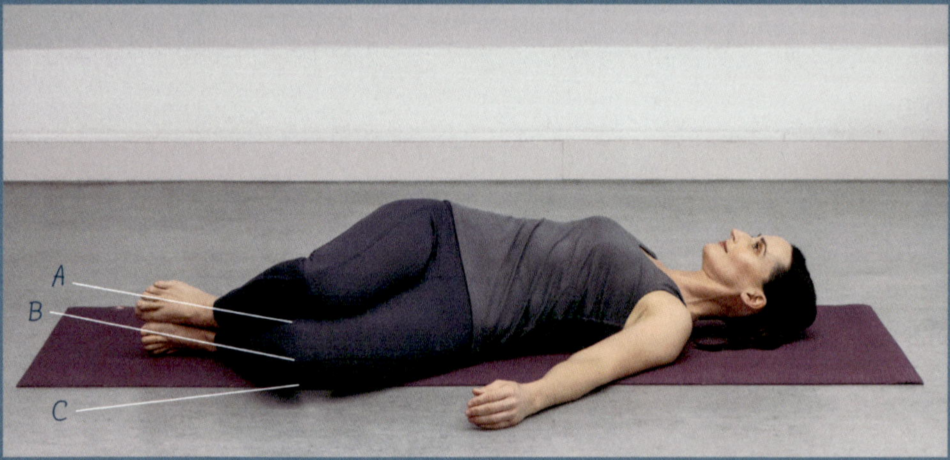

Das ist wichtig:
Lasse beim Drehen die Schultern am Boden. Verkrampfe dich nicht in den Beinen.

Check:
Kannst du das untere Knie am Boden ablegen (C)? Knackt es beim Drehen im Rücken? Kommst du zu beiden Seiten gleich weit? Fühlen sich beide Seiten beim Drehen gleich an oder fühlst du irgendwo mehr Muskelspannung?

Hilfreiche Asanas:
Twist (Seite 78), Nadelöhr (Seite 80), Drehsitz (Seite 93) und Seitliche Winkelhaltung (Seite 104)

Überkopfmobilität

Im Alltag brauchst du bei vielen Bewegungen Überkopfmobilität, sei es beim Fensterputzen, Schränke einräumen, mit den Kindern spielen, Haare föhnen oder Staub wischen. Gerade Vielsitzer sind gefährdet und leiden sehr häufig an Bewegungseinschränkungen der Arme und an Verschleißerkrankungen in den Schultergelenken. Bei der Überkopfmobilität spielt nicht nur die Beweglichkeit der Arme eine Rolle. Die Grundvoraussetzung für alle Überkopfbewegungen ist das Zusammenspiel mehrerer Körperabschnitte: Die Hüftgelenke müssen sich gut nach außen öffnen können, die Schulterblätter sollten sich selektiv bewegen und die Brustwirbelsäule muss in der Streckbewegung sehr flexibel sein.

Falls du bei den Überkopf-Mobilitätstests Einschränkungen hast, denke daran, auch die oben angesprochenen Körperabschnitte mit in dein Yogaprogramm einzubeziehen. Dann kommst du schneller zu Erfolgen! Der Fisch (Seite 86) und der Schmetterling im Liegen (Seite 84) mit ihren Varianten sind als Ergänzung ideal.

Wandtest: Arme über den Kopf anheben A B C

Bei diesem Test lässt sich nicht nur die Flexibilität der Schultergelenke überprüfen, sondern mehr noch das Zusammenspiel aller Körperabschnitte, die notwendig sind, um die Arme über Kopf anzuheben. Wie erwähnt gehören im Besonderen die Schulterblätter und die Brustwirbelsäule dazu. Überkopfbewegungen brauchst du beim Fensterputzen, bei der Körperpflege, beim Wäscheaufhängen, beim Winken oder beim Werfen.

- Setze dich auf den Boden vor eine Wand.
- Stelle die Füße auf, damit die Beine angewinkelt sind und das Sitzen leichter wird. Drücke den unteren Rücken und der Hinterkopf sanft an die Wand.
- Hebe dann deine Arme über den Kopf an und versuche, die Handrücken an der Wand abzulegen.

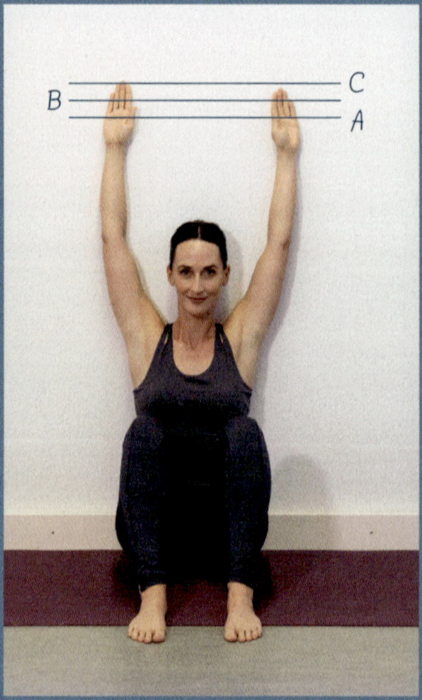

Das ist wichtig:
Setze dich mit dem Po ganz an die Wand und lasse während des Tests den unteren Rücken und den Hinterkopf an der Wand. So verhinderst du, dass deine Wirbelsäule sich beugt, der Rücken bleibt gerade.

Check:
Kannst du die Wand mit den Handrücken berühren (C)? Wie hoch kommst du mit deinen Ellenbogen? Kommen beide Arme gleich dicht an die Wand? Bleibt deine Wirbelsäule mühelos gestreckt und der Hals in einer neutralen Position? Kannst du bequem an der Wand sitzen?

Hilfreiche Asanas:
Seitliche Winkelhaltung (Seite 104), Krieger (Seite 107), Schmetterling im Liegen (Seite 84), Kuhgesicht (Seite 96), Baum (Seite 102) und Herabschauender Hund (Seite 100)

Wandtest: Außenrotation in den Schultern A B C

Die Außendrehung der Schultern fällt Vielsitzern oder älteren Menschen häufig schwer, denn sie ist an eine flexible Brustwirbelsäule und an eine gute Kopfausrichtung gekoppelt. Wenn du bei diesem Test Einschränkungen spürst, rate ich dir unbedingt zu einem regelmäßigen Yogaprogramm mit den vorgeschlagenen Asanas. Wer es verpasst, frühzeitig etwas an der Flexibilität der Schultern zu tun, landet früher oder später mit Verschleißerscheinungen in einer physiotherapeutischen Praxis.

- Setze dich auf den Boden an eine Wand.
- Stelle die Füße auf, damit die Beine angewinkelt sind und das Sitzen leichter wird. Der untere Rücken und der Hinterkopf werden während der ganzen Übung sanft an die Wand gedrückt.
- Hebe die Arme mit gebeugten Ellenbogen auf Schulterhöhe an, sodass die Fingerspitzen nach oben und die Handflächen zueinander zeigen.
- Schiebe aus der Position die Ellenbogen so weit wie für dich möglich nach hinten an die Wand. Dabei nähern sich die Schulterblätter der Brustwirbelsäule an. In der Endposition sollten die Arme komplett an der Wand lehnen. Die Fingerspitzen zeigen zum Himmel und die Handrücken ruhen an der Wand.

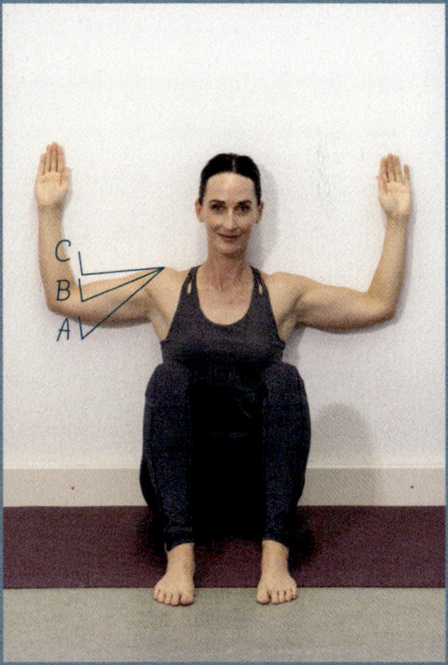

Das ist wichtig:
Die Schultern und Ellenbogen müssen auf einer Höhe sein. Der Kopf und der untere Rücken haben während des Tests Kontakt mit der Wand.

Check:
Kannst du mühelos an der Wand sitzen, und berühren die Schulter, die Ellenbogen und die Handrücken dabei die Wand (C)? Hast du Schmerzen in den Schultern oder in der Brustwirbelsäule? Können beide Arme gleich weit rotieren? Bleibt dein Atem im Fluss?

Hilfreiche Asanas:
Seitliche Winkelhaltung (Seite 104), Kuhgesicht (Seite 96), Krieger (Seite 107) und Schmetterling im Liegen (Seite 84)

Becken und Beine

Für zahlreiche Alltagsbewegungen sind flexible Gelenke, Faszien und Muskeln in den Beinen wichtig! Bedenke, dass sich deine ganze Körperstatik nach der Stellung deiner Füße am Boden ausrichtet und dass gut drehbare Hüftgelenke wesentlich für die Aufrichtung sind. Beinmobilität ist wichtig, damit du beim Gehen größere Schritte machen kannst. Du benötigst sie für dein Gleichgewicht, beim Sport, für die Hocke, zum Springen und Stehen.

Außerdem schützt dich mehr Dynamik und Flexibilität in den Sprung-, Knie- und Hüftgelenken vor Verletzungen und vor degenerativen Verschleißerkrankungen. Selbst wenn du schon Arthrosen oder Versteifungen in den Gelenken hast, kannst du durch passende Asanas und mit einer passenden Trainingsroutine deine Beweglichkeit erheblich verbessern und Schmerzen lindern.

Tiefe Hocke — A B C

Alle kleinen Kinder können mühelos in der Tiefen Hocke sitzen. Uns Erwachsenen fällt diese Sitzhaltung meist schwer. Die meisten haben aufgrund von sitzenden Lebensstilen oder mangelnder körperlicher Aktivität eingeschränkte Beweglichkeit und Muskelkraft in den Beinen, was es schwer macht, in die Tiefe Hocke zu gehen. Außerdem müssen die Hüften, Knie und Sprunggelenke sehr beweglich sein. Im Alltag nutzen wir die gehockte Haltung bei der Gartenarbeit, bei der Kniebeuge im Training, beim Spielen mit den Kindern auf dem Boden, beim Aufheben von Gegenständen oder wenn wir uns auf einer fremden Toilette nicht hinsetzen wollen.

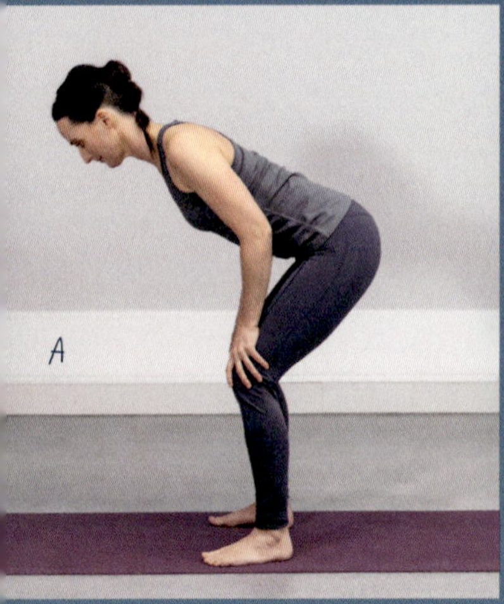

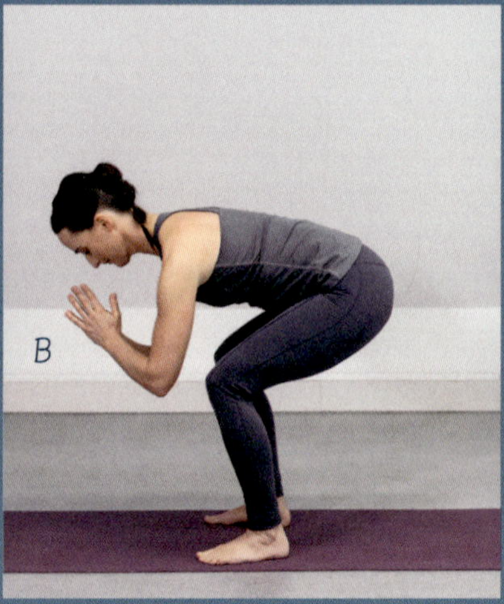

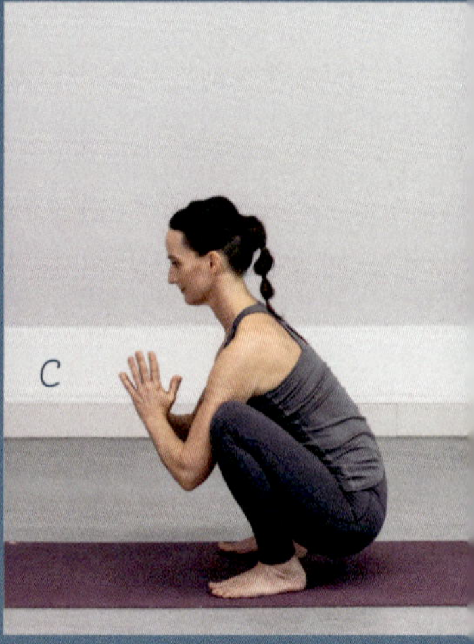

- Stelle die Füße im Stehen etwa hüftbreit auf und drehe die Zehen ein wenig nach außen.
- Falte die Hände vor dem Herzen und setze dich dann langsam in die Tiefe Hocke. Dabei beugen sich die Knie maximal und der Po bewegt sich bis hinter die Fersen Richtung Boden. Komme so tief, wie es dir möglich ist.
- Öffne die Knie jetzt noch ein bisschen weiter und drücke die Oberarme von innen gegen die Knie. Der Oberkörper bleibt gerade aufgerichtet.

Das ist wichtig:
Die Füße müssen etwas weiter als hüftbreit aufgestellt sein und leicht nach außen zeigen. Der untere Rücken darf sich leicht runden, Brust- und Halswirbelsäule sind gerade.

Check:
Kommst du so tief, dass du mit deinem Po beinahe den Boden berührst (C)? Kannst du deine Füße vollständig mit der kompletten Sohle auf der Erde abstellen? Hast du bei dem Test Schmerzen im Rücken oder in den Hüften? Ist der Test für dich mangels Kraft anstrengend?

Hilfreiche Asanas:
Beindehnung im Liegen (Seite 74), Happy Baby (Seite 82), Sitzende Vorbeuge (Seite 90), Schmetterling im Liegen (Seite 84), Nadelöhr (Seite 80), Saddle (Seite 88), Herabschauender Hund (Seite 100), Baum (Seite 102), Seitliche Winkelhaltung (Seite 104) und Krieger (Seite 107)

Innen- und Außenrotation der Beine A B C

Meistens gibt es große Unterschiede bei der Innen- und Außenrotation im Seitenvergleich. Frauen können die Beine aufgrund ihres Hüftwinkels oft besser nach innen und außen bewegen. Älteren Menschen und Menschen mit einer nach vorn geneigten Körperhaltung fällt die Bewegung schwerer. Die Drehbewegungen brauchen wir für unser Gleichgewicht und für einen sicheren Stand und Gang. In vielen Sportarten ist das Drehen der Beine wichtig, zum Beispiel im Ballett, beim Golfen oder beim Fußballspielen. Je besser sich die Hüften öffnen lassen, desto besser können wir uns im Stehen aufrichten. Sind hingegen die Innen- und Außendrehungen eingeschränkt, steigt die Belastung der Sprunggelenke, der Knie- und Hüftgelenke und des *Iliosakralgelenks* (Kreuz-Darmbein-Gelenk).

- Komme in die Rückenlage. Die Arme liegen entspannt neben dem Körper, die Beine liegen etwa hüftbreit auseinander. Bewege deine Füße zuerst so weit, wie es geht, nach innen, sodass die Zehen zueinander zeigen.
- Bewege die Füße dann bis zum Ende des Bewegungsspielraums nach außen. Du spürst bei beiden Tests eine Bewegung im ganzen Bein von den Zehen bis zum Becken.

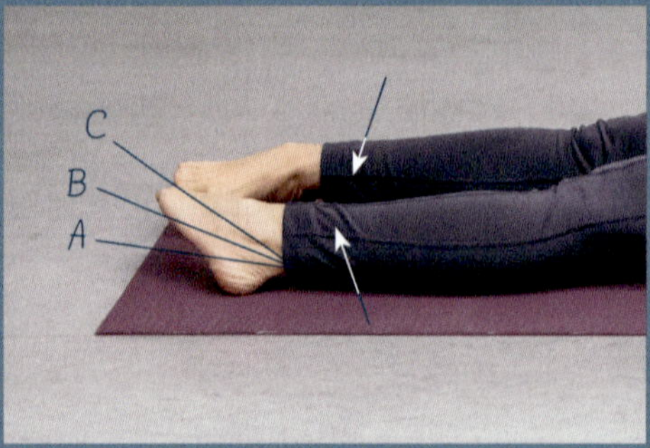

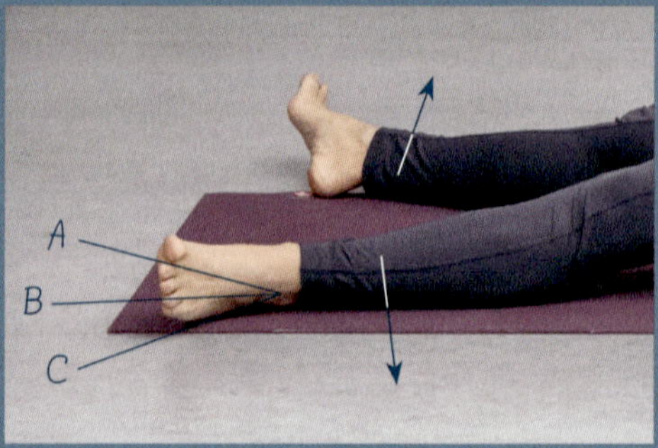

Das ist wichtig:
Die Beine liegen etwas weiter als hüftbreit auseinander. Der Kopf liegt in einer neutralen Position und sollte nicht überstreckt werden. Ziehe das Kinn leicht zum Hals.

Check:
Berühren sich die großen Zehen (C)? Kommst du mit der Außenkante deiner Füße an den Boden (C)? Spürst du, wie die Bewegung bis in das Iliosakralgelenk fortgeführt wird? Hast du bei der Durchführung des Tests Schmerzen im Iliosakralgelenk oder in den Hüften und Sprunggelenken? Können beide Beine gleich gut nach innen und nach außen rotieren?

Hilfreiche Asanas:
Beindehnung im Liegen (Seite 74), Schmetterling im Liegen (Seite 84), Nadelöhr (Seite 80), Twist (Seite 78) und Baum (Seite 102)

Flexibilität der Beinvorderseite (Hüftbeuger) *A B C*

Bei nahezu allen Vielsitzern und »Couchpotatoes« sind die Hüftbeuger verkürzt. Dann kann man sich schwerer aufrichten und bekommt früher oder später Rückenschmerzen. Es fällt schwerer, die Beine anzuheben (Treppe steigen, Hose anziehen) oder mit großen Schritten zu gehen. Auch das Bücken und Heben oder das Aufstehen von einem Stuhl kann schwerfallen und Schmerzen bereiten.

- Lege dich auf eine Seite. Winkle beide Beine an, lege den unteren Arm gestreckt auf den Boden und den Kopf darauf ab.
- Versuche jetzt, das obere Bein am Fuß- oder Sprunggelenk zu greifen und das Bein nach hinten zu ziehen, sodass die Ferse bestenfalls den Po berührt.
- Lege dich danach auf die andere Seite und teste die Flexibilität im Oberschenkel des anderen Beins.

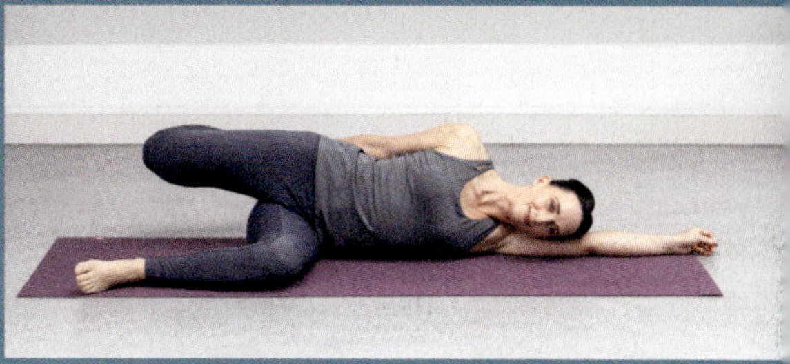

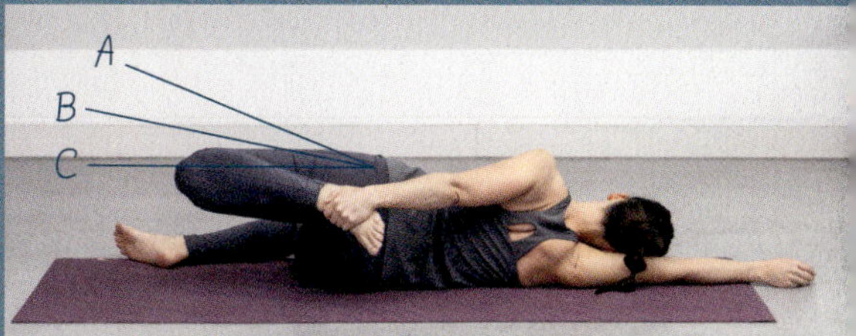

A = Hand kann Fuß nicht erreichen

Das ist wichtig:
Dein vorderes Bein ist so weit angewinkelt, dass es ein Gegengewicht zum Testbein sein kann. Vermeide es, ins Hohlkreuz zu gehen, indem du den Bauchnabel zur Wirbelsäule ziehst. Fällst du zu sehr ins Hohlkreuz, schummelst du! Der Oberschenkel des Testbeins bleibt mit den Hüftgelenken in einer Linie.

Check:
Erreichst du deinen Knöchel und kannst den Oberschenkel nach hinten ziehen (C)? Klappt das, ohne ins Hohlkreuz zu kommen? Empfindest du die Dehnung als äußerst intensiv? Hast du das Gefühl, nach hinten umzukippen? Kannst du deinen Kopf bequem auf deinem Arm ablegen? Hast du Schmerzen im unteren Rücken, in der Leiste oder am Knie?

Hilfreiche Asanas:
Saddle (Seite 88), Seitliche Winkelhaltung (Seite 104), Schulterbrücke (Seite 72), Fisch (Seite 86) und Krieger (Seite 107)

Dehnfähigkeit der Beinrückseite

A B C

Flexible *Hamstrings* (Muskulatur der Oberschenkelrückseite) ermöglichen eine größere Schrittlänge und fördern eine effiziente Gangart. Wir benötigen sie bei jeder Hock- und Beugebewegung zum Boden und beim Abbremsen (Laufen und Anhalten, Bergabsteigen, bestimmte Sportarten mit schnellen Stopps).

Komme in die Rückenlage. Die Arme liegen entspannt neben dem Körper, die Beine sind hüftbreit geöffnet. Hebe dann ein Bein bis zum Ende deines Bewegungsradius gestreckt nach oben zum Himmel. Ziehe in deiner Endposition noch die Zehen an. Das am Boden liegende Bein drückt mit dem Knie sanft in den Boden, der Fuß bleibt entspannt. Lege das Bein danach zurück auf die Matte und teste die andere Seite zum Vergleich.

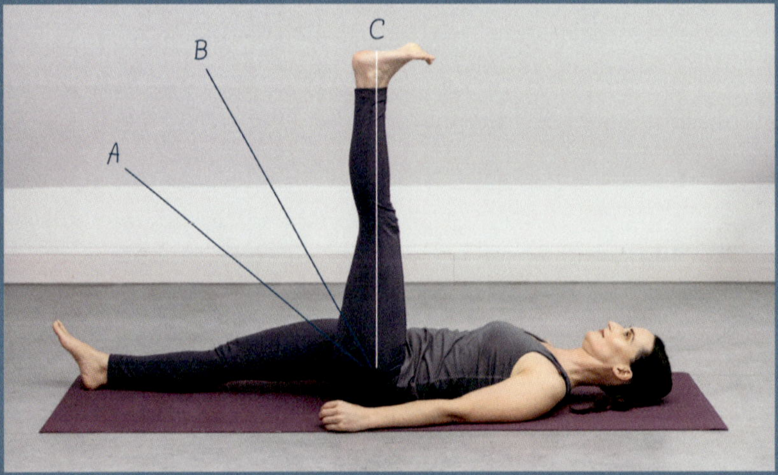

Das ist wichtig:
Das am Boden liegende Bein darf sich während des Tests nicht vom Boden lösen oder im Knie beugen. Das zu testende Bein bleibt lang, auch wenn es sich dann nicht so weit nach oben bewegen lässt. Der untere Rücken und der Hinterkopf bleiben am Boden.

Check:
Kannst du das Bein maximal nach oben oder sogar etwas zu deiner Nasenspitze strecken (C)? Zittert dein Bein? Gibt es im Seitenvergleich Unterschiede? Hast du Mühe, den Kopf und das liegende Bein am Boden zu lassen? Ist die Dehnung für dich sehr intensiv oder ruft sie sogar Nervenschmerzen im Rücken und der Beinrückseite hervor?

Hilfreiche Asanas:
Beindehnung im Liegen (Seite 74), Sitzende Vorbeuge (Seite 90), Herabschauender Hund (Seite 100), Seitliche Winkelhaltung (Seite 104), Nadelöhr (Seite 80) und Happy Baby (Seite 82)

Auswertung

Ich hoffe, du bist mit den Bewegungstests gut zurechtgekommen. Um einen noch besseren Gesamteindruck davon zu bekommen, wo deine Bewegungsdefizite liegen und welche Körperbereiche du entspannen und vitalisieren möchtest, kannst du hier hier noch einmal alles in einer Übersicht notieren. Lass uns deinen Motivationsschub dazu nutzen, um nun in die Yogapraxis einzusteigen.

Mobilitätstest	**Erster Test A B C**	**Re-Check A B C**
Rückenmobilität: Katze-Kuh		
Ganzkörperflexibilität: Rück- und Vorbeuge		
Seitneigungstest für den Rücken		
Drehfähigkeit in der ganzen Wirbelsäule		
Schulterblick: Wie beweglich ist deine Halswirbelsäule?		
Kobra: Wie flexibel ist deine Brustwirbelsäule?		
Twist: Teste die Beweglichkeit in deinem unteren Rücken		
Wandtest: Arme über den Kopf anheben		
Wandtest: Außenrotation in den Schultern		
Tiefe Hocke		
Innen- und Außenrotation der Beine		
Flexibilität der Beinvorderseite (Hüftbeuger)		
Dehnfähigkeit der Beinrückseite		

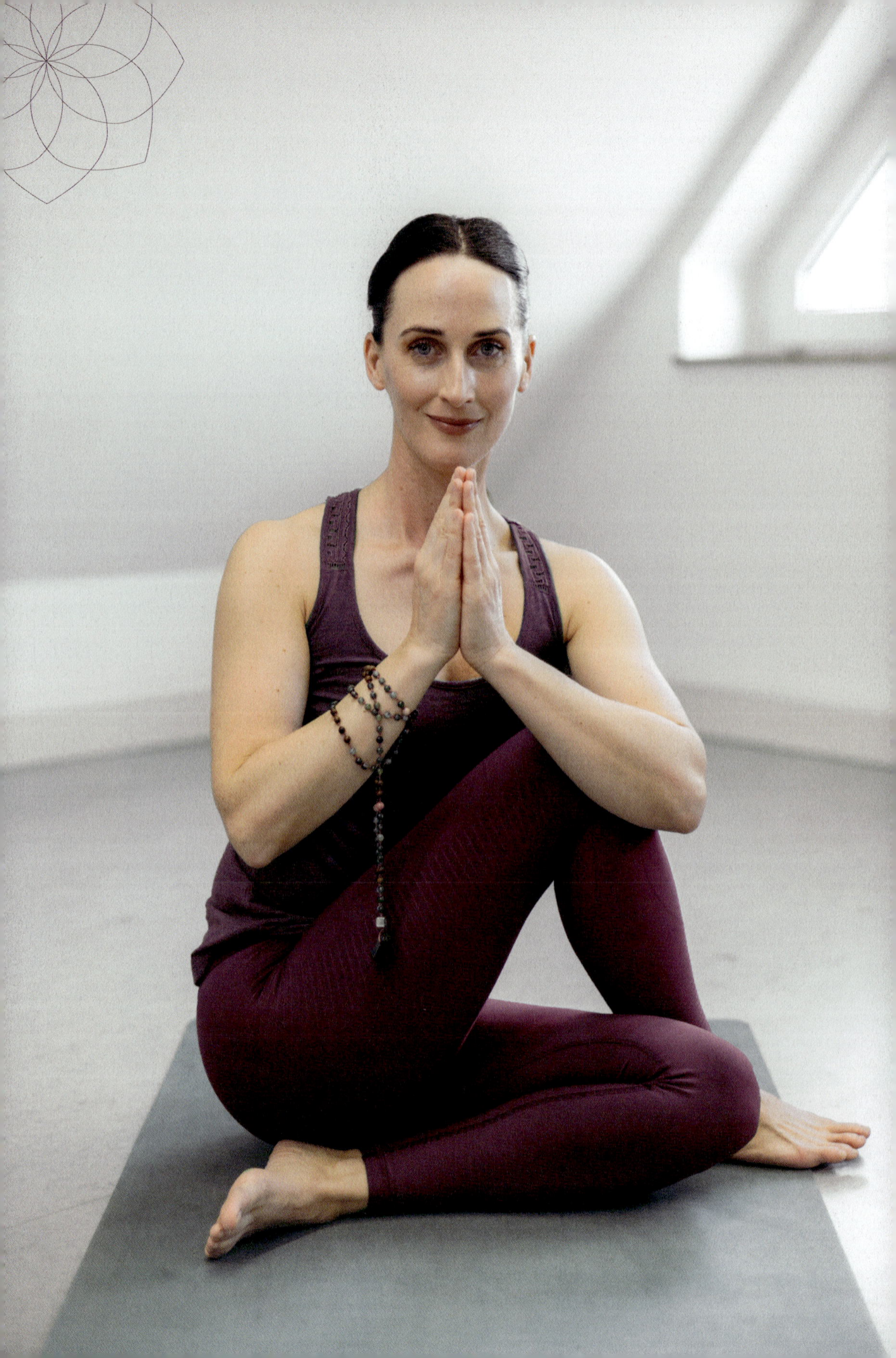

2

Die Asana-Praxis für Unbewegliche

Die Grundhaltungen: Liegen, Sitzen und Stehen

Im Yoga gibt es verschiedene Ausgangspositionen, aus denen heraus man die Asanas bequem aufbauen kann. Dazu gehören das Liegen, das Sitzen und das Stehen. Natürlich kannst du die Ausgangspositionen auch dafür nutzen, um dich zwischen den Asanas auszuruhen, oder als Überleitung von einer Asana zur nächsten. Meine Yogastunden beginnen meistens im Liegen, denn vielen Menschen fällt es im Liegen leichter, sich aus dem Alltag auszuklinken, Entspannung zu finden und sich ganz auf die Yogaübungen einzulassen. Das Sitzen eignet sich für Atemübungen, denn das Zwerchfell kann sich im Sitzen beim Atmen gut bewegen und die Atemprozesse fördern. Stehende Übungen schulen die Körperhaltung und regen das Herz-Kreislauf-System an.

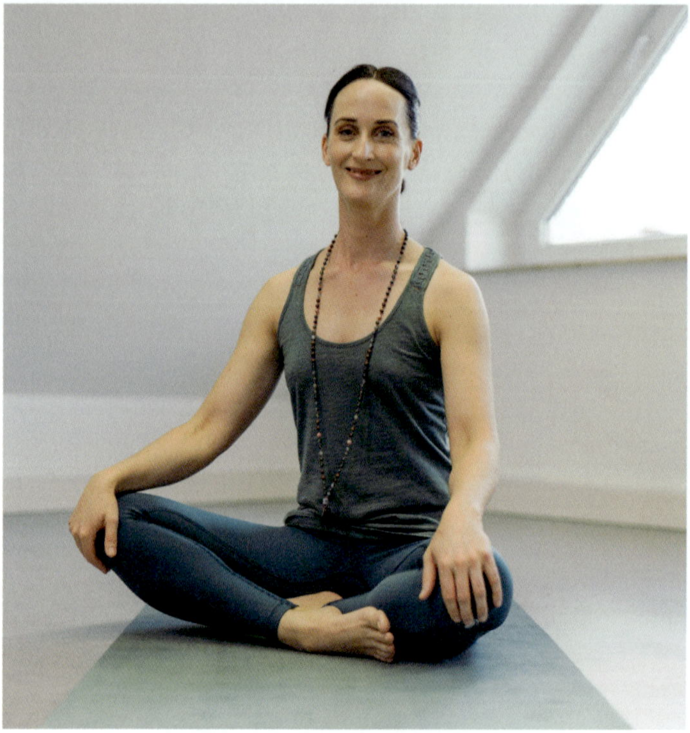

Yoga kann auch bequem sein, wie zum Beispiel im Bequemen Sitz.

Auf dem Rücken liegen

Vielen Menschen fällt es am leichtesten, in der Rückenlage vom Alltag abzuschalten. Auf dem Rücken liegend ist das Körpergewicht auf dem Boden abgelegt. Durch die Entlastung fängt der Körper an, aufgestaute Anspannungen abzubauen und den Fokus auf das körperliche Befinden zu lenken. Wenn die gesamte Körperrückseite Kontakt zum Boden hat, fühlt man sich geerdet. Der Kontakt mit der Erde schenkt Geborgenheit und Urvertrauen. Gefühle, die wir brauchen, um uns zu entspannen. Deswegen eignet sich die Rückenlage sehr gut für Entspannungstechniken. Am bekanntesten ist im Yoga das *Shavasana*, die sogenannte Totenhaltung, bei der man am Ende einer Yogasequenz nahezu unbewegt auf dem Rücken liegt und sich tiefenentspannen kann.

Die Rückenlage ist auch dafür geeignet, sich zwischen den Asanas kurz hinzulegen, damit sich der Körper nach besonders fordernden Asanas wieder neutralisieren und sich auf die nächste Asana vorbereiten kann. Besonders bequem und rückenentlastend ist es, die Füße hüftbreit aufzustellen und die Knie nach innen zusammenfallen zu lassen (Variante 1, Seite 53). Wenn du bei liegenden Asanas den Kopf nicht auf dem Boden ablegen kannst, unterlagere den Hals mit einem Kissen, anstatt die Halswirbelsäule zu überstrecken.

Asanas in der Rückenlage

- ermöglichen es, sich leichter erden zu können,
- lassen dich schneller entspannen,
- schenken dir ein besseres Körpergespür,
- neutralisieren und fokussieren deinen Körper und Geist,
- entlasten den Rücken und
- geben dir ein Gefühl von Urvertrauen und Geborgenheit.

Bequeme Rückenlage

Die Bequeme Rückenlage eignet sich immer dann, wenn du deinen Körper entspannen willst oder wenn du ihm die Möglichkeit geben möchtest, einem Yogaimpuls nachzuspüren.

1. Lege dich auf den Rücken. Deine Arme liegen locker neben dem Rumpf, die Füße fallen leicht und wie von selbst nach außen. Der Kopf ist gerade ausgerichtet und die Schultern sinken bequem zu Boden.
2. Schließe deine Augen und lasse deinen Atem zur Ruhe kommen, damit die Atemluft sanft und frei in deinen Körper fließen kann.

V1 Bei Rückenschmerzen kannst du die Füße aufstellen und die Knie aneinander lehnen.

V2 Mit einem Bolster unter den Knien und einem Kissen unter dem Kopf wird die Rückenlage bequem und tiefenentspannend. Der untere Rücken ist entlastet und du kannst schmerzfrei auf dem Rücken liegen.

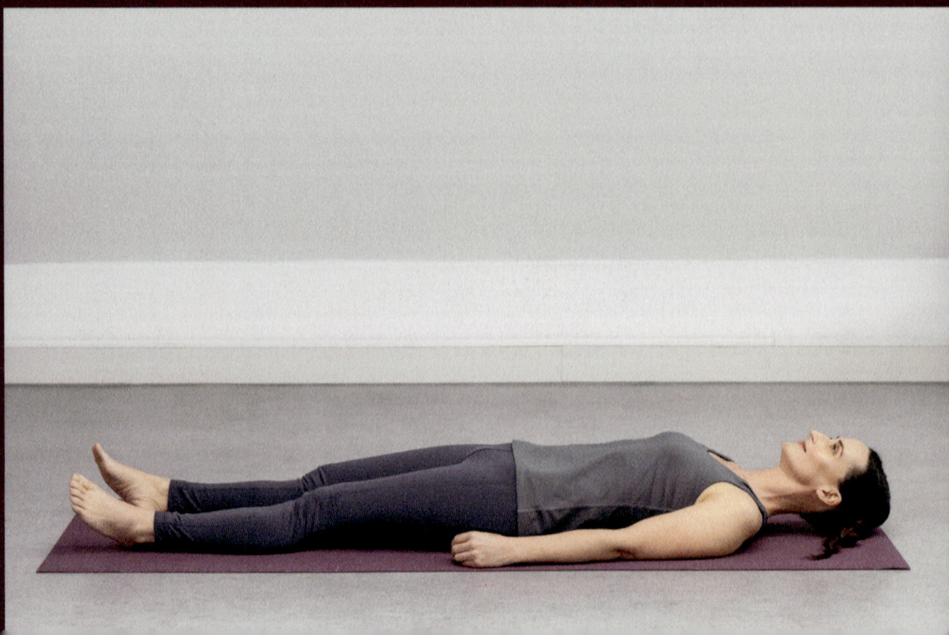

V1

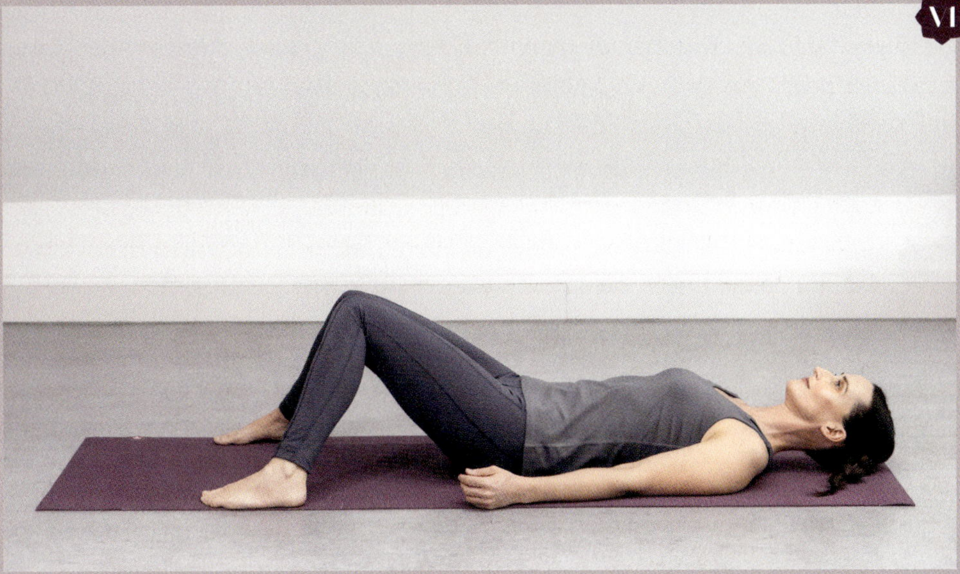

V2

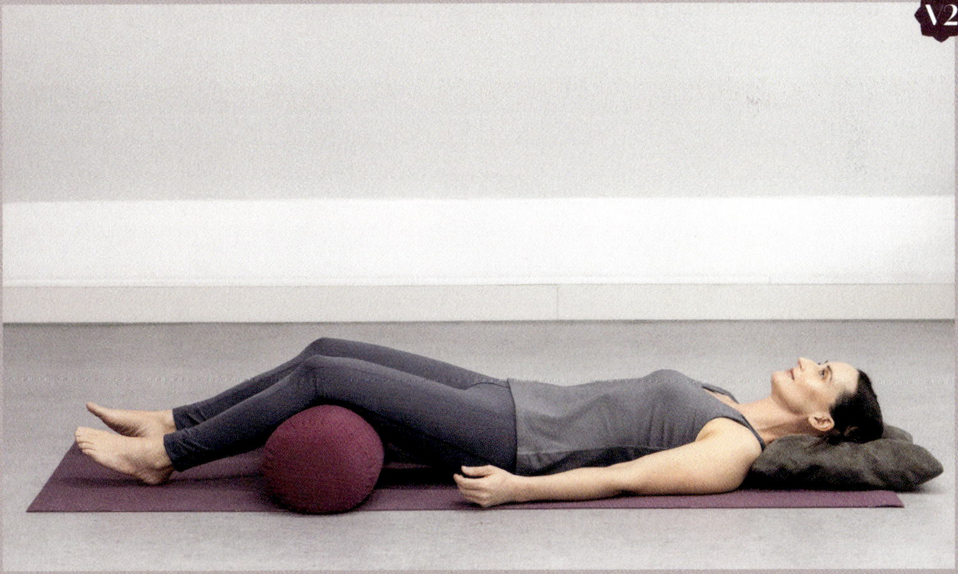

Paket

Das Paket ist toll für zwischendurch, um den Körper zu lockern, oder als Abschluss-Asana vor der Entspannung am Ende der Yogasequenz.

1. Ziehe in der Rückenlage die Knie so dicht wie möglich an den Bauch. Der Kopf bleibt am Boden.
2. Umarme die Beine locker, sodass du spürst, wie sich der untere Rücken rundet und dehnt. Lasse die Atmung dazu sanft in den Bauchraum fließen.
3. Entscheide intuitiv, ob du das Paket nur halten möchtest oder ob du deinem Rücken durch sanftes Hin- und Herschaukeln eine kleine Massage schenken willst.

V1 Bei stark verspannten Schulter- und Nackenmuskeln und bei dem Gefühl, den Hals überstrecken zu müssen, lege dir ein Kissen unter den Kopf.

V2 Falls es dir schwerfällt, die Knie an den Bauch zu ziehen und zu umarmen, dann wird das Paket leichter, wenn du dir ein Bolster unter den Rücken schiebst.

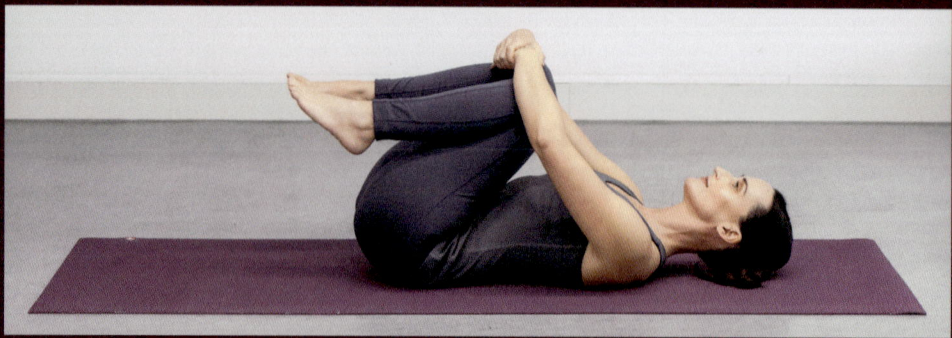

V1

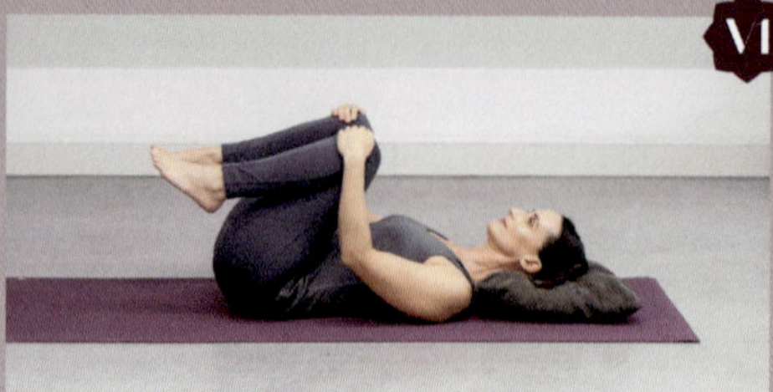

V2

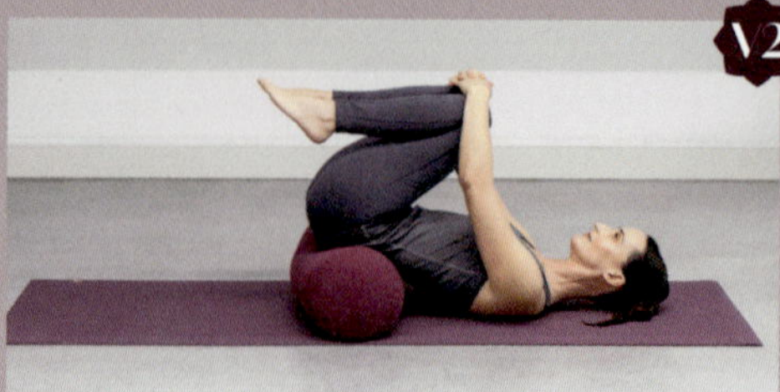

Sitzen

Sitzende Haltungen fördern die geistige Entspannung. Dadurch eignen sie sich gut zum Meditieren oder für Atemübungen. Ansonsten können im Sitzen Vorwärtsbeugen, Rückbeugungen, Drehungen und Seitbeugen sowie einige Gleichgewichtsübungen praktiziert werden.

Obwohl sitzende Asanas auf den ersten Blick entspannend und einfach wirken, sind sie für viele Menschen herausfordernd. Im Sitzen müssen sich die Hüften flexibel bewegen können und sich öffnen. Dazu benötigt man auch eine kräftige tiefliegende Rückenmuskulatur, die den Rücken während des Sitzens aufrichtet und stabilisiert.

Die beiden folgenden Sitzpositionen, der Bequeme Sitz und der Fersensitz, werden im Yoga oft bei Meditationen, bei Atemarbeit oder als Basishaltung für Asanas genutzt. Ich empfehle, sich immer etwas erhöht auf einen Block oder auf ein Yogakissen zu setzen, damit sich die Wirbelsäule im Sinne ihrer physiologischen S-Form aufrichten kann. Setze dich immer nur mit den Sitzbeinknochen an den Rand der Lagerungshilfe. Sitzt du zu mittig, dann geht der Effekt der Aufrichtung verloren.

Grundsätzlich wirken sitzende Asanas

- entspannend auf den Geist,
- kräftigend auf die tiefe Rückenmuskulatur,
- vertiefend auf die Atmung,
- stärkend auf das Energiezentrum im Beckenraum und
- sie fördern die Selbstwahrnehmung.

Bequemer Sitz

Die Sitzhaltung kann eingenommen werden, wenn man zu Krampfadern, Krämpfen in den Beinen oder zu einschlafenden Füßen neigt. Sie ist perfekt zum Meditieren, für Atemtechniken und als Ausgangsstellung für verschiedene Asanas im Sitzen.

1. Setze dich leicht erhöht hin, zum Beispiel auf ein Yogakissen oder einen Yogablock, damit sich die natürliche Krümmung der Lendenwirbelsäule einstellt.
2. Richte die Wirbelsäule bewusst auf, ziehe die Schultern leicht, aber entspannt nach hinten und stelle dir vor, dein Kopf wird sanft nach oben gezogen.
3. Lege die Beine vor dir ab, ähnlich wie beim Schneidersitz, nur dass sie nicht ineinander verschränkt sind, sondern voreinander liegen.
4. Lege die Hände entspannt auf den Oberschenkeln ab. Wenn du möchtest, lege den Daumen und den Zeigefinger derselben Hand aneinander.

V1 Probiere aus, ob die Haltung ohne Yogakissen bequemer für dich ist und du dabei die Wirbelsäule gerade halten kannst.

V2 Mit Blöcken unter den Knien lassen sich die Leisten besser entspannen. Sich auf einen zusätzlichen Block oder ein Yogakissen zu setzen hilft, sich leichter aufzurichten.

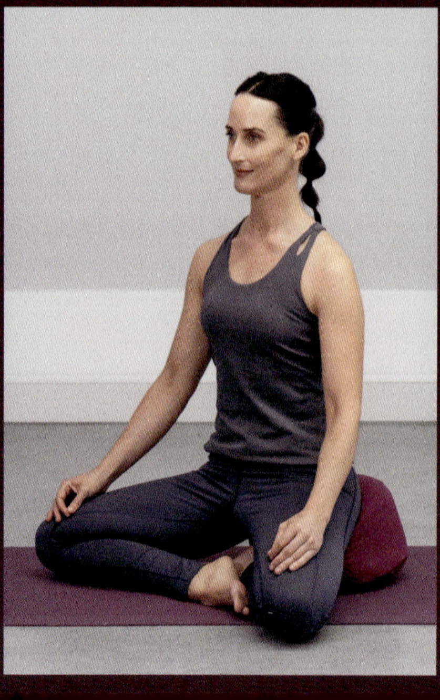

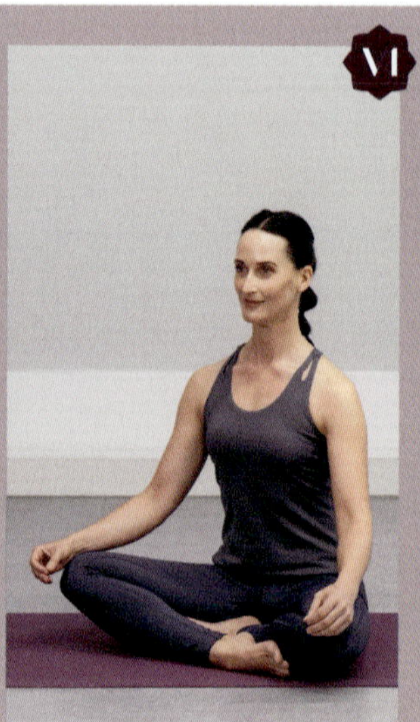

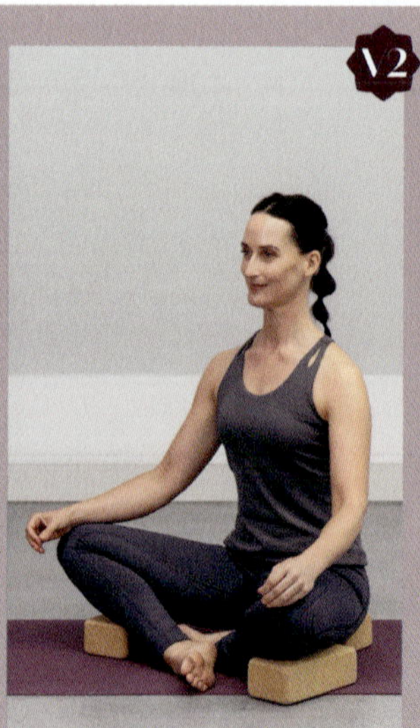

Fersensitz

Der Fersensitz wirkt durchblutungsfördernd auf die Beine und belebend auf den Körper. Deswegen passt er gut als Basishaltung für sitzende Asanas oder für aktivierende Atemtechniken.

1. Starte im Kniestand und lasse die Fersen zueinander und die Knie nach außen zeigen.
2. Setze dich dann achtsam mit dem Gesäß zwischen oder auf die Fersen.
3. Richte die Wirbelsäule gerade auf und lege die Hände locker auf den Oberschenkeln ab.

V1 Bei einem zu starken Druckgefühl in den Knien oder bei unangenehmer Dehnung in den vorderen Oberschenkelmuskeln setze dich etwas erhöht auf einen Block oder auf ein Yogakissen.

V2 Lege dir bei Knieschmerzen ein Bolster auf die Waden, um den Kniewinkel zu vergrößern. Bei Schmerzen in den Sprunggelenken hilft ein gerolltes Handtuch.

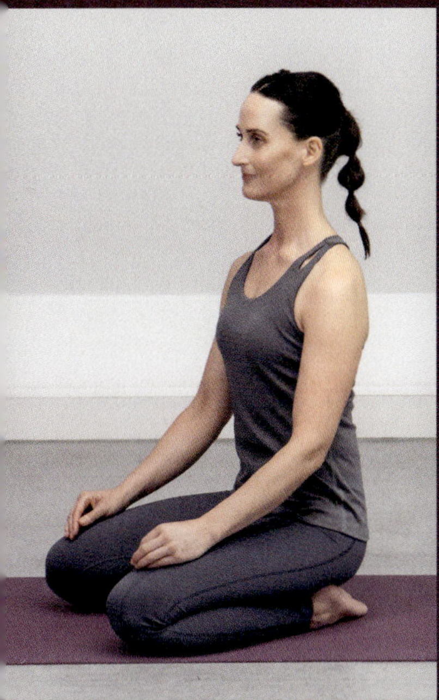

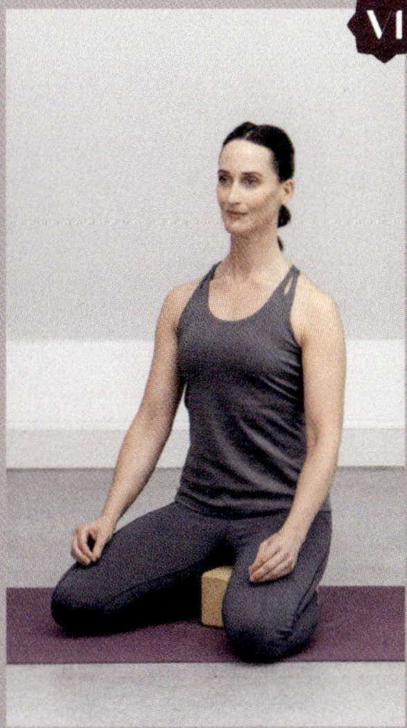

V1

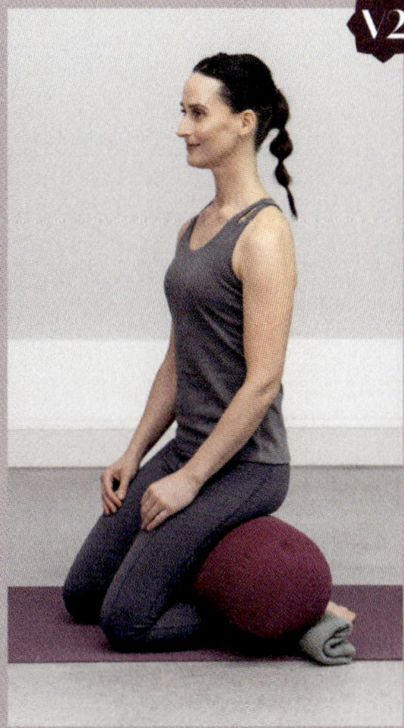

V2

Stehen

Stehende Asanas fördern ganz allgemein die Flexibilität in den Hüften, Knien und Knöcheln. Da sich der Rücken im Stehen aktiv halten muss, werden die tiefliegenden Rückenmuskeln gestärkt. Der Stand, im Yoga auch die Berghaltung genannt, ermöglicht es, den Fokus auf die eigene Körperhaltung zu lenken, Fehlstellungen zu erkennen und diese mit etwas Übung gelenkschonend zu korrigieren. Außerdem wirken Asanas wie der Baum (Seite 102) und die Berghaltung beruhigend auf den Geist. Die Füße stehen fest auf dem Boden und können sich mit der Erdenergie verbinden. Das schenkt uns Sicherheit und das Gefühl tiefer Verbundenheit.

Stehende Asanas

- korrigieren die eigene Körperhaltung,
- wirken erdend,
- schonen die Gelenke,
- wirken besänftigend auf die Verdauung,
- haben einen positiven Effekt auf das Herz-Kreislauf-System,
- schulen den Gleichgewichtssinn,
- beruhigen den Geist,
- stärken die Resilienz.

Berghaltung

Mit der Berghaltung kann man sich gut erden oder die Körperhaltung erspüren. Außerdem ist sie ein guter Einstieg, um sich auf den Sonnengruß (Seite 110) vorzubereiten.

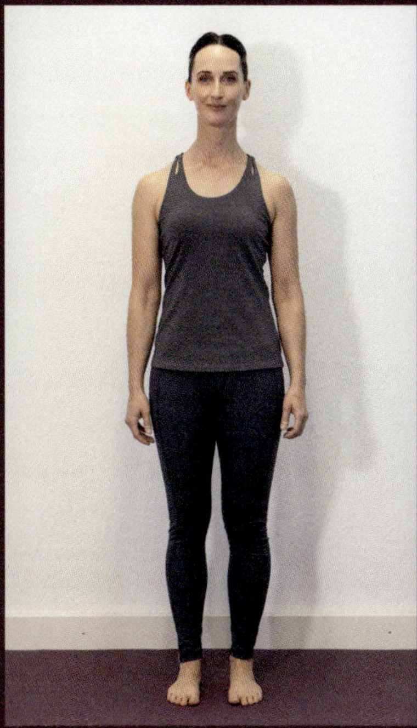

1. Nimm einen stabilen Stand ein, in dem die Beine locker hüftbreit geöffnet sind. Die Füße stehen parallel, das Gewicht ist gleichmäßig auf die Füße verteilt. Deine Orientierungspunkte sind der kleine Zeh, der große Zeh und die Ferse. Ist das Körpergewicht gleichmäßig auf diese drei Punkte verteilt?
2. Die Sprunggelenke, die Knie und die Hüftgelenke bilden eine gerade Linie. Die Knie sind federnd und ganz leicht gebeugt. Das Becken ist aufgerichtet: Das Steißbein zeigt nach unten zum Boden und etwas nach vorn. Die Bauch- und Rückenmuskeln sind gefühlt leicht angespannt.
3. Die Wirbelsäule richtet sich wie von selbst aus der Beckenstellung aus. Ziehe die Schultern noch etwas nach hinten und richte den Kopf in Verlängerung der Wirbelsäule auf. Das Kinn neigt sich leicht zum Brustbein, damit sich hinten die Halswirbelsäule verlängert.

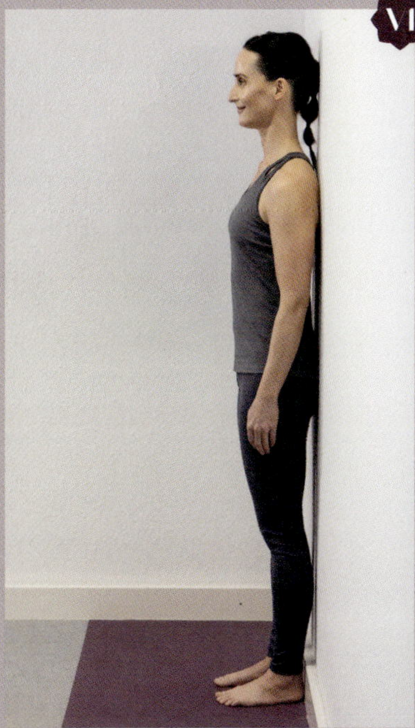

VI Bei Gleichgewichtsproblemen oder wenn du Schwierigkeiten hast, deine Körperhaltung zu korrigieren, hilft es, sich an eine Wand zu lehnen und in sich hineinzuspüren.

Atmen, entspannen und spüren

Atemübungen (Pranayamas) gehören neben Tiefenentspannung und den Asanas zu den tragenden Säulen im traditionellen Yoga. Sie verbessern die körperliche und geistige Gesundheit und fördern das spirituelle Wachstum. Durch Atemübungen lernen wir, den Atem zu kontrollieren und die Atmung bewusst zu lenken. So können wir Schmerzen lösen, neuen Bewegungsraum schaffen, den Geist beruhigen und Stress abbauen.

Die Atemenergie bewusst nutzen

Die Atemtechniken können zu Beginn der Yogasession eingesetzt werden, um die Atmung zu vertiefen und sich in einen sanften Atemrhythmus einzupendeln. Dadurch kannst du den Alltagstrubel ausblenden und dich besser auf deinen Yogaflow einlassen. Pranayamas lassen sich aber auch genauso gut zur Kreislaufaktivierung vor dem Sonnengruß üben oder am Ende des Flows, um die Tiefenentspannung einzuleiten.

Gerade als Yogaanfänger oder Wiedereinsteiger ist es wichtig, auf eine gleichmäßige Atmung beim Üben zu achten. Es passiert oft, dass man sich zu sehr auf eine Asana konzentriert und dabei vergisst, weiterzuatmen. Falls dein Atem bei dynamischen Abfolgen wie beim Sonnengruß mal schneller wird, halte einen Moment inne und lenke den Atemfluss zurück in sanfte Bahnen. In anstrengenden Asanas neigt man häufiger dazu, den Atem zu pressen und zu überatmen. Dann ist es wichtig, sich immer wieder darauf zu besinnen, den Atem strömen zu lassen.

Bei allen Atemübungen sollte man sich aufrichten und darauf achten, die Wirbelsäule in die Länge zu ziehen. Erst dann kann sich das Zwerchfell beim Atmen frei bewegen und sich die Atemluft überallhin gut verteilen.

Das Zwerchfell bewegen

Auf der Abbildung kannst du gut erkennen, wie das Zwerchfell an der Wirbelsäule befestigt ist und die Lunge durch die Rippen geschützt wird. Stelle dir einmal vor, wie du vollständig einatmest. Sicherlich spürst du, wie sich dein Brustkorb weitet und die Rippen sich auseinanderziehen. Doch über die Anhaftungen von Lunge und Zwerchfell am Skelettsystem mobilisierst du mit jedem Atemzug nicht nur die Rippen, sondern

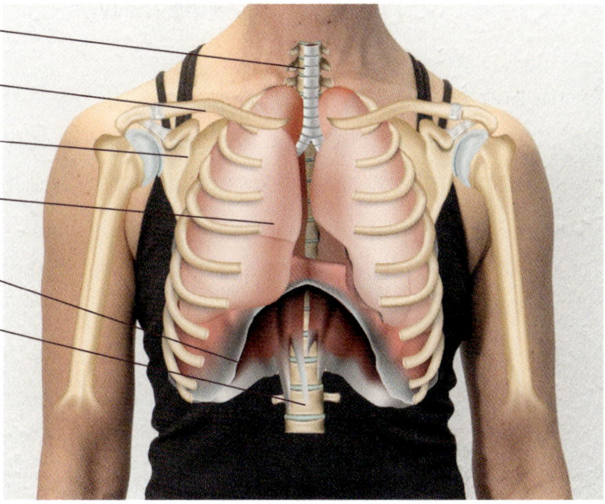

Mit Atemtechniken mobilisierst du das Zwerchfell und kannst so deine Beweglichkeit verbessern.

auch die Wirbelsäule, die Schlüsselbeine, das Brustbein und die Schulterblätter. Außerdem agiert das Zwerchfell beim Ein- und Ausatmen wie eine große Lymph- und Blutpumpe und aktiviert durch seine Bewegung das ganze Verdauungssystem.

Ist das nicht faszinierend? Mit nur einem Atemzug sorgst du für mehr Flexibilität im Muskel-Skelett-System, kurbelst die Verdauung an und verbesserst die Ver- und Entsorgung im Körper. Wenn du insgesamt beweglicher werden möchtest, dann ist es unerlässlich, ein paar Atempraktiken mit in deine Yogaroutine einzubauen.

Ein simpler Einstieg in die bewusste Atemschulung

Achte darauf, dich beim Atmen zu entspannen und dir Zeit zu nehmen. Je mehr du dich auf Anspannung in den Muskeln, im Kiefergelenk, in den Leisten oder in den Schultern konzentrieren musst, umso mehr Atemkraft geht dir verloren.

Eine simple und natürliche Haltung für alle Atemübungen ist das erhöhte Sitzen auf einem Yogablock oder -kissen. Ich stelle dir in diesem Buch eine klassische Pranayama-Technik vor, mit der dir der Einstieg in die Atemübungen ganz leichtfällt, denn mit ihr kannst du deine Atembewegung sehen und bewusst spüren. Außerdem trainiert sie deine Bauchmuskeln und unterstützt die Zwerchfellbewegung. Nimm dir anfänglich etwa ein bis drei Minuten für deine Atemübung Zeit. Übe in drei Serien mit jeweils fünf bis zehn Atemzügen. Sobald du dich mit dem bewussten Atmen vertraut gemacht hast und es dir leichter fällt, steigere dich und dehne deine Atempraxis aus.

Blasebalg-Atmung

1. Setze dich im Bequemen Yogasitz (Seite 56) etwas erhöht auf einen Yogablock und richte dich auf: Strecke die Wirbelsäule, ziehe die Schultern leicht, aber entspannt etwas nach hinten und richte deinen Blick nach vorn aus.
2. Konzentriere dich auf deinen Atemfluss und lasse deinen Atem zur Ruhe kommen. Spüre, wie du durch die Nase einatmest, eine kleine, natürliche Pause entsteht und wie du dann durch die Nase wieder ausatmest.
3. Atme dann durch die Nase ein und atme bewusst tiefer in den Bauch, sodass sich beim Einatmen die Bauchdecke hebt und sich der Bauchraum gefühlt mit Luft füllt. Erlebe die folgende, natürliche Atempause.
4. Mit der Ausatmung ziehst du die Bauchdecke nach hinten zur Wirbelsäule, sodass dein Bauch ganz flach wird. Versuche, dass deine Ausatemphase etwas länger als die Einatemphase wird, sich aber trotzdem für dich natürlich anfühlt. Wiederhole fünf- bis zehnmal.
5. Mache jeweils nach jeder Atemserie eine kleine Pause zum Nachspüren von etwa einer halben Minute, in der du zurück in deine gewohnte Atembewegung kommst und die Effekte der Übung wirken lassen kannst.

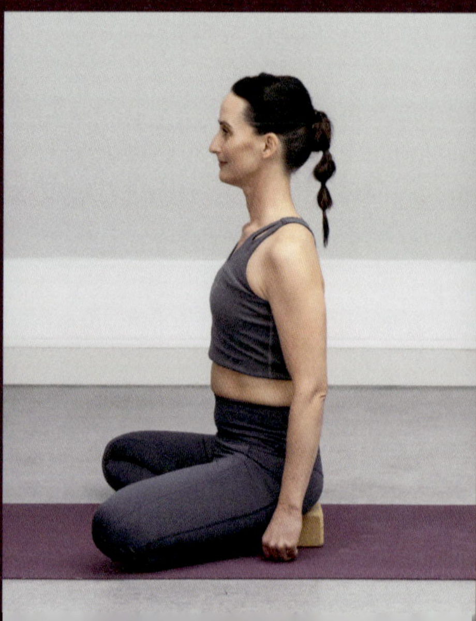

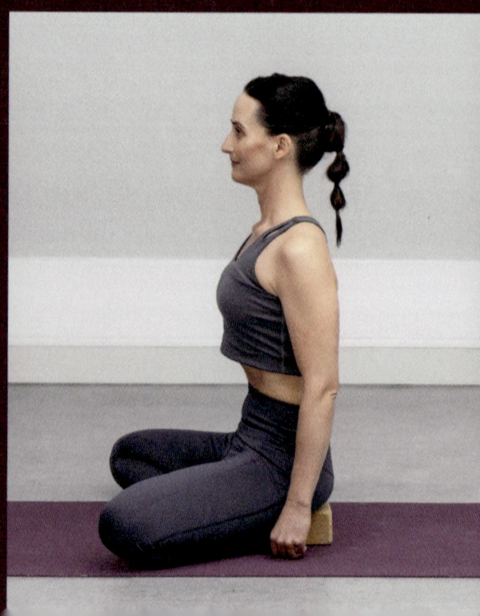

Über Bewegungen zur Ruhe finden und sich entspannen

Meditationen und Tiefenentspannung gehören ebenso wie die Asanas und Pranayamas zu den Basisbausteinen der traditionellen Yogapraxis. Meistens beginnen die Yogastunden mit einer kurzen Entspannung, mit der sich der Übende aus dem Alltag ausklinken kann, um sich ganz auf sich selbst zu konzentrieren. Das ist wichtig, denn nur in einem entspannten Zustand fallen einem Körperzeichen oder ungünstige Verhaltensweisen auf, die im stressigen Alltag meistens durch die vielen Reize untergehen oder überdeckt werden. Mit den nachfolgenden Asanas kannst du dann ganz gezielt auf die Körperzeichen eingehen, die dir während der Entspannung aufgefallen sind. Dazu zählt etwa, Verspannungen an bestimmten Körperteilen zu lösen, die Atmung zu vertiefen oder einen fahrigen Geist zu ordnen. In der folgenden Übung zeige ich dir, wie du über bestimmte Bewegungen zu einem guten Körpergefühl kommst und einschätzen kannst, auf welche Körperregionen du bei der Auswahl deiner Asanas besonders eingehen solltest. Die Entspannungstechnik ist bestens für dich geeignet, wenn es dir eher schwerfällt, dich in deinem stressigen Alltag sofort auf Entspannung einzulassen, oder wenn du Stress gern über Bewegung abbaust. Lasse dir zwischen den Bewegungsschritten jeweils etwa 15 bis 30 Sekunden Zeit, in denen du dich wieder in die neutrale Rückenlage legst und kurz nachspürst.

Körperzeichen wahrnehmen und sich entspannen

1. Komme in eine bequeme Rückenlage, die Arme liegen locker neben dem Körper, die Beine fallen leicht nach außen, die Augen sind geschlossen. Lasse deinen Atem und deinen Herzschlag zur Ruhe kommen und nimm wahr, wie dein Körper auf der Erde aufliegt. Registriere hier alles, was dir auffällt, und speichere deine Gedanken ab, sei dabei aber ganz neutral, bewerte deine Beobachtungen nicht. Fühlen sich beispielsweise beide Körperhälften gleich schwer an? Ist dein Körper kalt oder warm? Wo fällt es dir schwer, loszulassen?
2. Strecke dich dann ganz lang: Die Füße werden zu Ballerinafüßen und zeigen spitz nach vorn, die Arme sind über dem Kopf ausgestreckt. Jetzt kannst du spüren, ob es dir leichtfällt, dich ganz zu strecken, und wie deine Atmung fließt.
3. Werde dann ganz klein wie ein Paket. Ziehe die Beine so dicht wie möglich an den Bauch, umarme sie, nimm einen tiefen Atemzug in den Bauch und lasse dabei den Kopf am Boden. Kommt deine Atmung tief im Bauch an? Wie fühlt sich das Beugen im Rücken an? Fühlst du irgendwo übermäßig viel Spannung?
4. Lege dich zurück in die Rückenlage und stelle deine Füße auf der Matte auf. Lasse deine Beine dann jeweils zusammen ein paar Mal nach links und rechts kippen. Die Bewegung ist langsam und fließend. Zu welcher Seite lässt es sich leichter bewegen? Knackt es im Rücken oder kommen die Knie bis an den Boden?

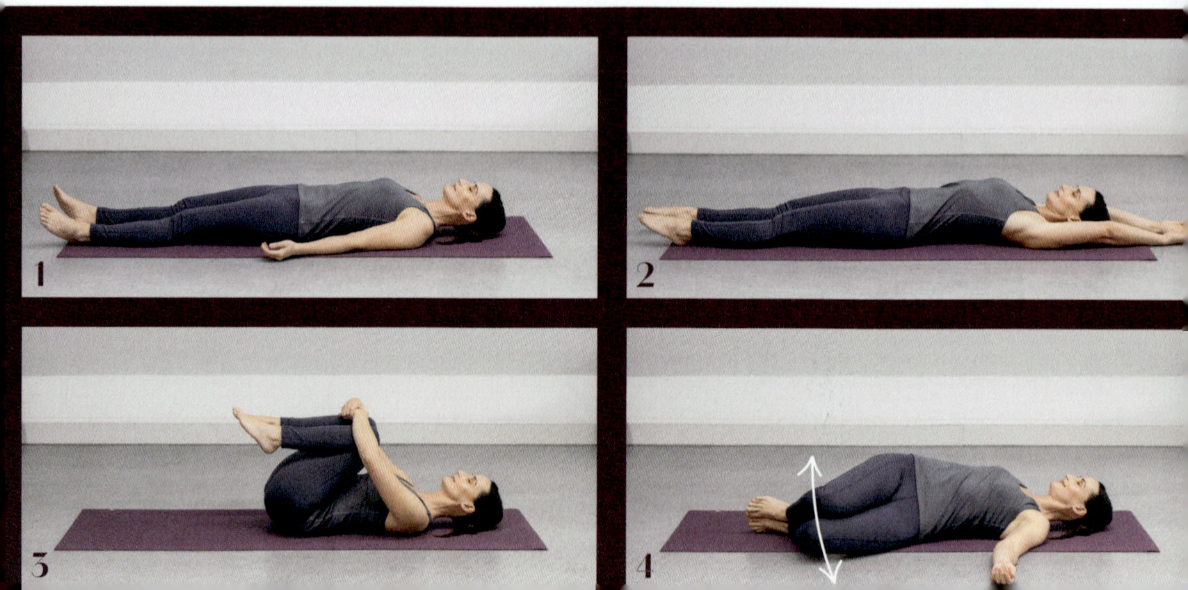

5. Prüfe dann die Beweglichkeit der Sprunggelenke. Strecke die Beine wieder lang auf dem Boden aus und beginne, die Füße zu kreisen, erst in eine Richtung.
6. Als Nächstes kreise sie in die andere Richtung. Knacken die Gelenke? Bewegen sich beide Füße gleich, welche Richtung geht einfacher?
7. Richte zum Schluss deinen Fokus auf die Beweglichkeit deines Kopfes und der Halswirbelsäule: Drehe den Kopf einmal soweit es geht nach links, bleibe kurz hier und drehe dann den Kopf bis zum Ende des Bewegungsradius auf die andere Seite. Zu welcher Seite lässt sich der Kopf besser drehen? Verspannen sich deine Nackenmuskeln? Knirscht es bei der Drehung wie Sandpapier?
8. Komme danach noch für ein oder zwei Minuten zurück in die neutrale Rückenlage und sortiere all deine Eindrücke. Forme dir aus dem, was du wahrgenommen hast, dein Ziel für deine Yogasequenz. Das kann zum Beispiel sein: Nach der Yogaeinheit soll sich der Rücken zu beiden Seiten gleich gut bewegen. Oder: Die Arme sollen sich besser über Kopf strecken lassen.

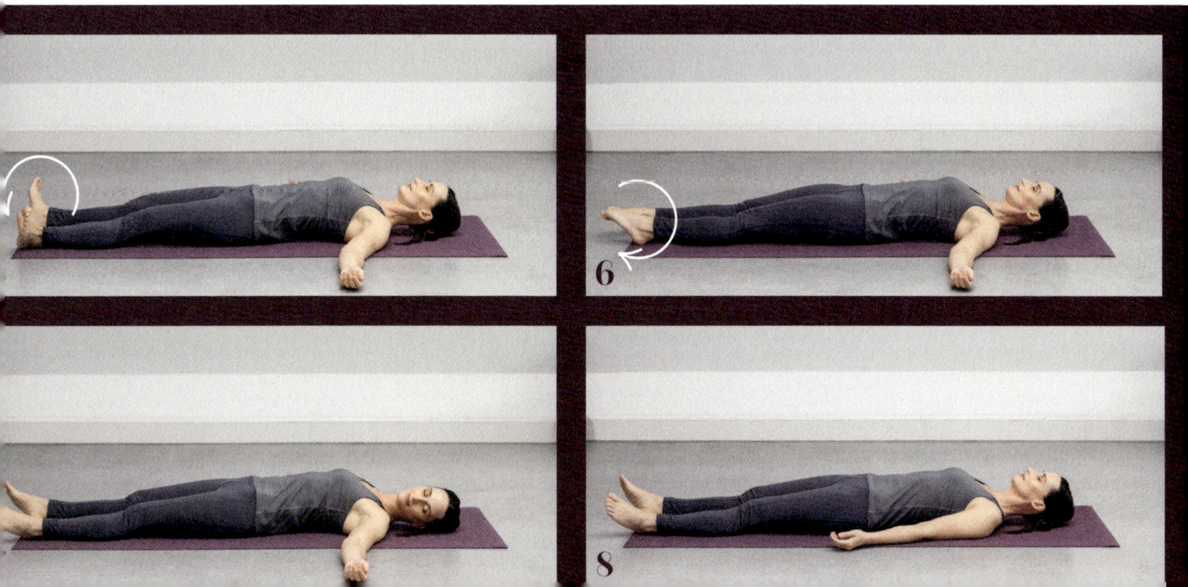

Im Yoga werden Meditationen und Entspannungsübungen auch gern als Abschluss nach der Asana-Praxis eingesetzt. Dann ist das vorrangige Ziel, sich tief zu entspannen, dem Körper Zeit zum Regenerieren zu geben oder die Effekte der Asanas in der Meditation und in Shavasana zu nutzen.

Du findest im Anschluss noch eine weitere Entspannungstechnik, damit du mehr Auswahl hast und ausprobieren kannst, mit welchem Mittel du dich am besten auf Entspannung und Ruhe einlassen kannst. Das Prinzip ist an die Progressive Muskelentspannung nach Jacobsen angelehnt, nur dass ich die Übung insgesamt kürzer gehalten habe. Die meisten können sich sofort gut auf die Übung einlassen, denn Anspannung kennen wir gut aus dem Alltag! Die Übung macht dir jedoch auch bewusst, dass du dich nach jeder Anspannung wieder entspannen musst, damit dein Körper gesund und ausgeglichen bleibt. Mit etwas Routine lässt sich das Prinzip Anspannen-Entspannen dann auch gut in den Alltag übertragen.

Wenn es dir schwerfällt, im stressigen Alltag zur Ruhe zu finden, nutze deine Atmung als Anker. Wenn du dich bewusst auf das Ein- und Ausatmen konzentrierst, dann bleibst du im gegenwärtigen Moment, denn deine Gedanken können dann weder in die Vergangenheit noch in die Zukunft abdriften. Stattdessen bündeln sie sich im Jetzt zu einer starken Energiequelle und beruhigen deinen fahrigen Geist. Diese Technik kannst du auch im Büro anwenden, beim Einschlafen, in der Supermarktschlange oder wenn dich Ängste und Sorgen plagen. Sage dir dann im Stillen: »Ich atme ein« und lasse deinen Atem sanft kommen. Sage dir danach: »Ich atme aus« und lasse deine Atmung bewusst gehen. Schon nach wenigen Atemzügen fühlst du dich gelassener und entspannter.

Anspannen und entspannen

1. Komme in die Rückenlage. Die Arme liegen neben dem Rumpf auf dem Boden, die Beine sind etwa hüftbreit geöffnet und der Kopf liegt gerade. Lasse deinen Atem und deinen Herzschlag zur Ruhe kommen und schließe die Augen. Ziehe dann die Zehen Richtung Nase an, drücke die Fersen in den Boden, spanne die Bauch- und die Pomuskeln an, winkle die Arme an, drücke die Oberarme fest in den Boden, schließe dabei die Hände zur Faust und ziehe die Schulterblätter an die Wirbelsäule heran. Zum Schluss drücke den Hinterkopf in den Boden und mache ein Zitronengesicht (spanne alle Gesichtsmuskeln zur Nase hin an, so als hättest du in eine saure Zitrone gebissen). Halte die Ganzkörperspannung für etwa 15 Sekunden.
2. Löse dann die ganze Anspannung und spüre, wie sich augenblicklich der ganze Körper entspannt und gut anfühlt. Bleibe noch für fünf Minuten liegen und genieße es, dich mit geschlossenen Augen zu entspannen.

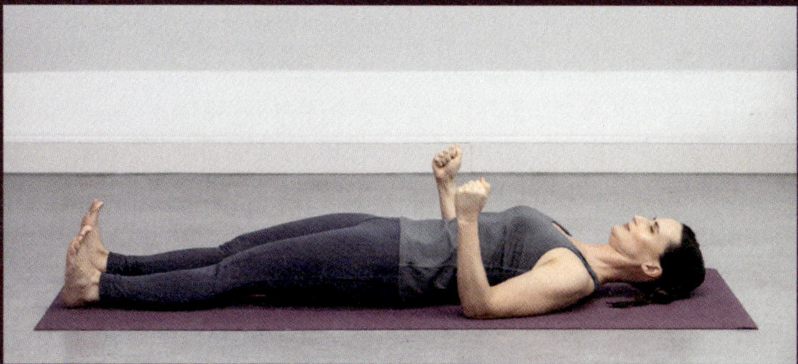

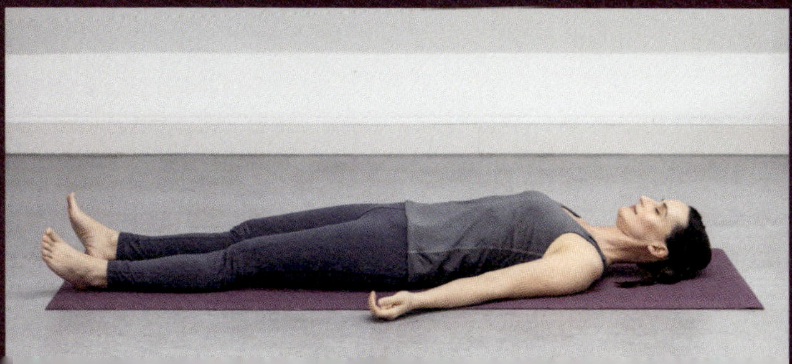

15 Asanas und ihre Varianten für einen flexiblen Körper

Die traditionellen Asanas im Yoga sind viele tausend Jahre alt. Hinter jeder Haltung steckt ein durchdachter Prozess. Asanas sind deshalb nicht als einfache Fitnessübungen zu sehen, sondern vielmehr als ein Selbstheilungstool, mit dem du mehr Beweglichkeit erlangst und ganzheitliche Effekte für ein holistisches Körpersystem erreichst.

Asanas können an alle Menschen und an alle möglichen Bewegungseinschränkungen angepasst werden, ohne dass sie ihre Essenz verlieren. In meiner Osteopathiepraxis nutze ich Yoga schon seit vielen Jahren und habe bisher immer passende Asana-Varianten für meine Patienten gefunden. Dabei ist es egal, ob jemand alt ist, eine Verletzung hatte, übergewichtig ist, noch nie Yoga ausprobiert hat oder sich zu unbeweglich fühlt. Mit der passenden Asana-Variante kann jeder Yoga üben und den Zustand seines Körpers verbessern.

In diesem Kapitel möchte ich dir 15 Yogahaltungen zeigen, die ich in der Praxis häufig anwende und bei denen du keine Bedenken haben musst, dich bei einer ungenauen Ausführung zu verletzen. Für jede Yogahaltung stelle ich dir alternative, sanftere Varianten vor, damit du dein Bewegungstraining immer entsprechend deinen individuellen Möglichkeiten ausführen kannst. So kannst du die Wirkungen der einzelnen Asanas am besten erfahren und von den positiven Effekten profitieren.

Yoga hilft dir, dein Potenzial zu entfalten und deinen Alltag ein Leben lang selbstbestimmt gestalten zu können. Also, lass uns anfangen.

Tipps für die Asana-Praxis

Die meisten von uns kommen erstmals über die Asanas mit Yoga in Kontakt. Sei es durch Stretching im Sport oder weil der Rücken zwackt und man die ein oder andere Übung schon aus der Physiotherapie kennt.

Im Praxisteil stelle ich dir jeweils die Grundhaltung vor, beispielsweise den Herabschauenden Hund. Anhand der Asana beschreibe ich dir, worauf es bei der Haltung ankommt, damit sie ihre Wirkung voll entfalten kann. Dazu schlage ich dir zwei bis vier leichtere, sanftere Varianten mit Hilfsmitteln vor. Du beginnst dann deine Yogapraxis mit einer Variante, die dir machbar erscheint. Wenn du im Herabschauenden Hund etwa die Beine nicht durchstrecken kannst, dann beginnst du vielleicht mit der Variante, in der die Knie etwas mehr gebeugt sind. Diese übst du so lange, bis du das Gefühl hast, weiter gehen zu können. So steigerst du dich Schritt für Schritt, bis dein Körper so geschmeidig und entspannt geworden ist, dass du mit der Grundhaltung üben kannst.

Sei dabei immer achtsam mit deinem Körper: Möglicherweise kannst du deine Beweglichkeit zwar steigern, aber aus anderen Gründen die Asana-Grundposition nicht erreichen, etwa weil es dir anatomisch gar nicht möglich ist oder weil deine Gelenke zu stark degenerativ verändert sind. Dann hilft dir Yoga, diesen Zustand zu akzeptieren und deine erreichte Flexibilität zu erhalten.

Zu jeder Asana erfährst du kurz und knapp etwas über ihre Wirkung und was du während und nach der Asana spüren könntest. Damit du die Haltung besser überprüfen kannst und richtig ausführst, findest du in der Übungsbeschreibung genaue Anweisungen, wie die Haltung auszuführen ist, wie die Haltung einzelner Körperteile ist und welche häufigen Fehler du vermeiden solltest. Zu manchen Asanas gibt es noch einen zusätzlichen Bewegungstipp, mit dem du noch etwas weiterkommst.

Was tut dir gut: Muskeldehnung oder Faszienstretch?

Ältere und ungelenkige Menschen üben gern mit Yin-Yoga-Varianten, in denen die Muskulatur passiv bleibt und die tiefliegenden Faszien angesprochen werden. Mit den Yin-Yoga-Varianten werden speziell die Gelenke beweglicher und Prozesse für den Stressabbau aktiviert. Außerdem sind die Varianten sehr sanft und tun gut, wenn man sich entspannen möchte oder sehr unbeweglich ist. Prinzipiell kannst du aus fast jeder der hier vorgestellten Asanas eine Yin-Yoga-Haltung machen und dein Fasziensystem aktivieren, indem du die Asana über drei bis fünf Minuten hältst und angespannte Körperteile mit Hilfsmitteln unterlagerst.

Alle anderen Varianten dehnen überwiegend das Muskelgewebe und verbessern die Dehn- und Koordinationsfähigkeit oder die Elastizität des Muskels. Möchtest du gezielt auf deine Muskeln einwirken, braucht es einen etwas kürzeren Dehnimpuls von 60 bis 90 Sekunden, um flexibler zu werden und das Zusammenspiel der Muskeln perfekt aufeinander abzustimmen.

So übst du ungestört

Wenn du dir einen Yogaplatz aussuchst, dann achte auf genügend Platz! Überprüfe, dass du weder im Liegen noch im Stehen irgendwo anstoßen kannst und dass deine Hilfsmittel neben dir liegen können.

Sorge dafür, ungestört zu sein. Stelle am besten alle elektronischen Geräte aus (auch das Smartphone!) und lasse dich nicht von der Türklingel, vom bellenden Hund oder von den Erwartungen deiner Familienmitglieder ablenken. Ganz häufig sind Kleidungsstücke limitierende Faktoren! Übe in bequemer und nicht zu enger Kleidung. Sie sollte alle Bewegungen mühelos zulassen. Wenn es geht, nimm beim Üben die Brille und lange Ketten ab oder die Hörgeräte heraus. Übe am besten barfuß, damit du guten Halt hast. Frauen sollten möglichst ohne drückenden BH üben und sich den Zopf so binden, dass er in der Rückenlage nicht stört.

Bestimme die richtige Intensität

Die Intensität oder die Wiederholungszahl zu den jeweiligen Asanas findest du direkt im Begleittext. Grundsätzlich gilt: Wenn dich eine Asana stresst oder wenn du ihr zu viel Aufmerksamkeit schenken musst, ist deine Intensität zu hoch gewählt. Übe dann mit einer leichteren Variante oder nutze weitere Hilfsmittel. Je weniger du dich auf die Asana konzentrieren musst, desto besser wird dein Gespür für den Körper. Akzeptiere deine Bewegungsgrenzen und erweitere sie immer dann, wenn dir dein Körper das Signal dazu gibt. Schmerzen oder Unwohlsein solltest du unbedingt ernst nehmen, denn auch das sind Indikatoren dafür, dass du übertrieben hast.

Du kannst auch deine Atmung als Marker für eine angepasste Übungspraxis nutzen: Sobald dein Atem stockt oder sich nicht mehr gleichmäßig anfühlt, ist dies ein Hinweis dafür, dass du dir eine leichtere Variante aussuchen solltest.

Und noch ein kleiner Tipp: Vielleicht zählst du zu den Menschen, die superehrgeizig sind und bei den Übungen alles geben wollen, aber das ist nicht das Ziel von Yoga und schon gar nicht von diesem Buch. Kämpfen und konkurrieren muss man im Alltag schon genug. Darum geht es im Yoga nicht. Die Kunst ist eher, sich auf die Asanas einzulassen, ihre Wirkungen zu erfahren, die eigenen Grenzen zu akzeptieren und sich weiterzuentwickeln.

Nun lass uns endlich mit der Praxis beginnen! Du kannst dir einzelne Asanas herauspicken, zum Beispiel diejenigen, die dir bei einem Bewegungstest vorgeschlagen wurden. Effektiver ist es aber, sich ein komplettes Yogaprogramm aus sechs bis acht Asanas, (einer) Entspannungsübung(en) und einer Atemtechnik zusammenzustellen. Wenn du Anregungen brauchst oder eine Sequenz zu bestimmten gesundheitlichen Themen üben möchtest, findest du in Kapitel 3 genügend Anregungen.

Schulterbrücke

Diese Asana dehnt die Körpervorderseite und kräftigt den Po und die gesamte Körperrückseite. Darüber hinaus vermag sie Rückenschmerzen zu lindern, das Herz zu öffnen und die Schilddrüsenfunktion zu regulieren. Frauen, die Kinder bekommen haben, und älteren Menschen fehlt häufiger die Kraft, das Becken angehoben zu halten. Abhilfe schafft die zweite Variante, in der sich das Becken auf dem Yogablock ablegen darf. Nach der Asana fühlt sich der Rücken kräftiger an und du kannst dich besser aufrichten.

1. Lege dich mit hüftbreit aufgestellten Füßen auf den Rücken. Die Beine sind parallel zueinander, die Hände liegen neben dem Körper, Handflächen zum Boden.
2. Spanne den Po an und hebe einatmend das Becken in Verlängerung der Wirbelsäule nach oben an, der Nacken ist lang.
3. Richte die Fußknöchel so aus, dass sie sich in einer Linie mit den Kniegelenken befinden. Halte die Asana bis zu 90 Sekunden und löse sie mit der Ausatmung auf.

CORE AKTIVIEREN

Stabilisiere deinen Körperkern, indem du dir vorstellst, den Beckenboden nach innen und den Bauchnabel zur Wirbelsäule zu ziehen.

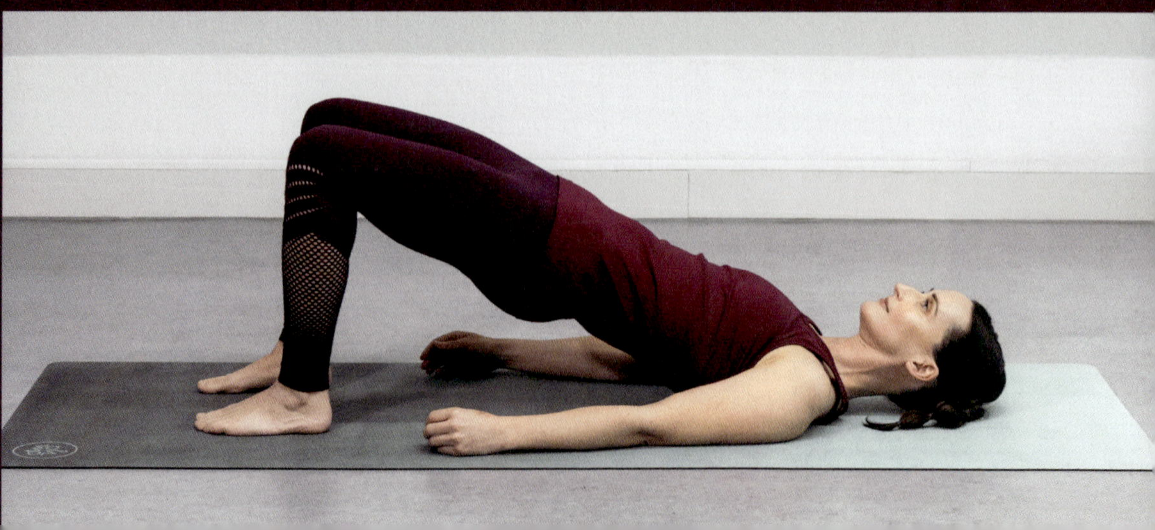

V1 Falls es schwerfällt, das Becken gerade und oben zu halten, stütze es mit den Händen ab.

V2 Noch leichter wird es, wenn du die Füße etwas weiter vom Becken entfernt aufstellst, dir ein Kissen unter den Kopf legst und das Becken mit einem Block abstützt. Dann kannst du auch deine Schultern besser entspannen.

Das ist wichtig:
Stelle dir vor, deine Füße sind wie ein stabiles Fundament, auf dem du die Brücke aufbaust. Die Füße sollten etwa hüftbreit aufgestellt sein und leicht in den Boden drücken. Ziehe den Bauchnabel sanft zur Wirbelsäule und aktiviere damit den Körperkern, ein Kraftpaket aus tiefen Muskelschichten, die dir helfen, die Brücke länger zu halten.

Das spürst du:
Du spürst Anstrengung im unteren Rücken, den Beinrückseiten und im Po. Dafür fühlen sich die Leisten und der Bauch angenehm gedehnt und weit an.

V1

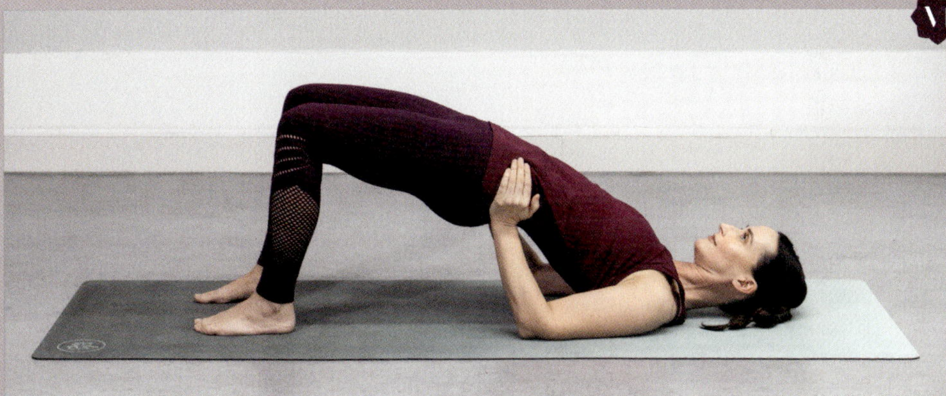

V2

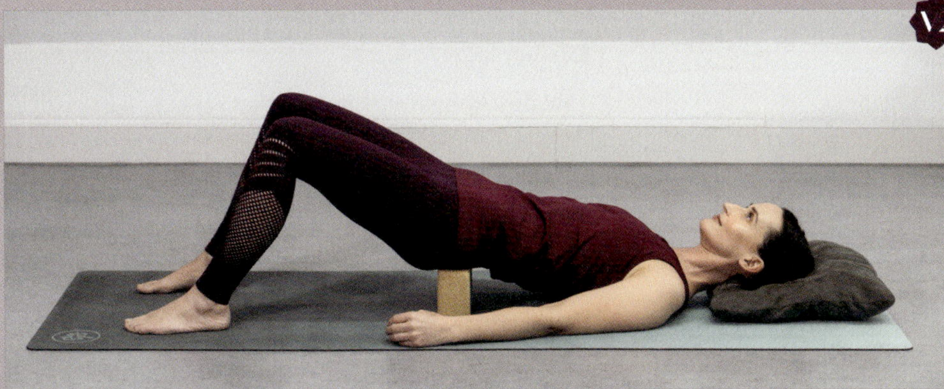

Beindehnung im Liegen

Diese Asana dehnt intensiv die Beinrückseiten und die Innen- und Außenseiten der Beine. Außerdem wirkt sie sich positiv auf das Nervensystem aus und kann in vielen Fällen einen Beckenschiefstand ausgleichen. Wenn du in der Asana den Bewegungsimpuls (siehe Kasten) ausführst, dann mobilisierst du den Ischiasnerv und seine feinen Verästelungen im Fußbereich. Nach der Asana wirst du weniger krampfanfällig in den Füßen und Beinen sein und du fühlst dich vielleicht auch ein bisschen gerader oder größer.

1. Binde dir aus einem Yogagurt eine Schlaufe. Lege dir im Sitzen die Schlaufe um den linken Fuß und lasse den Oberkörper zum Boden sinken. Dadurch ziehst du das Bein nach oben und streckst es so weit wie möglich (es darf zittern!). Halte den Gurt mit beiden Händen so, dass du die Arme locker über Kopf ausstrecken kannst. Halte die Position für 30 Sekunden.
2. Dann nimmst du den Gurt in die linke Hand und legst den rechten Arm entspannt neben den Körper. Führe das linke, obere Bein nun lang über das rechte Bein nach rechts, bis du eine deutliche Dehnung an der Beinaußenseite spürst. Halte auch hier für 30 Sekunden und ziehe das Bein dann nach oben zur Mitte zurück.
3. Nimm dann den Gurt in die rechte Hand, der linke Arm liegt auf dem Boden. Bewege das linke Bein dann so weit wie möglich nach links und nach außen, bis du eine intensivere Dehnung in den Innenschenkeln spürst. Halte die Dehnung für 30 Sekunden und ziehe dann das Bein lang zur Mitte zurück. Zum Auflösen lässt du dich vom langen Bein zurück in den Sitz ziehen und wechselst dann die Seiten. Nun ziehst du das rechte Bein so gestreckt wie möglich nach oben. Insgesamt benötigst du für die Übung ungefähr drei Minuten.

FÜSSE BEWEGEN

Wenn du dein Bein nach oben gestreckt hast, kannst du den Fuß im Sekundentakt beugen und strecken. So aktivierst du die lymphatische Pumpe in der Wade und mobilisierst den Ischiasnerv noch mehr.

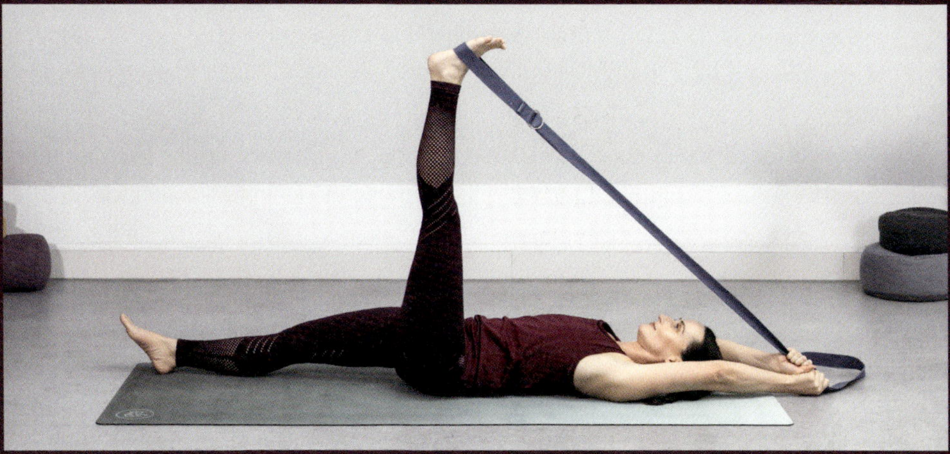

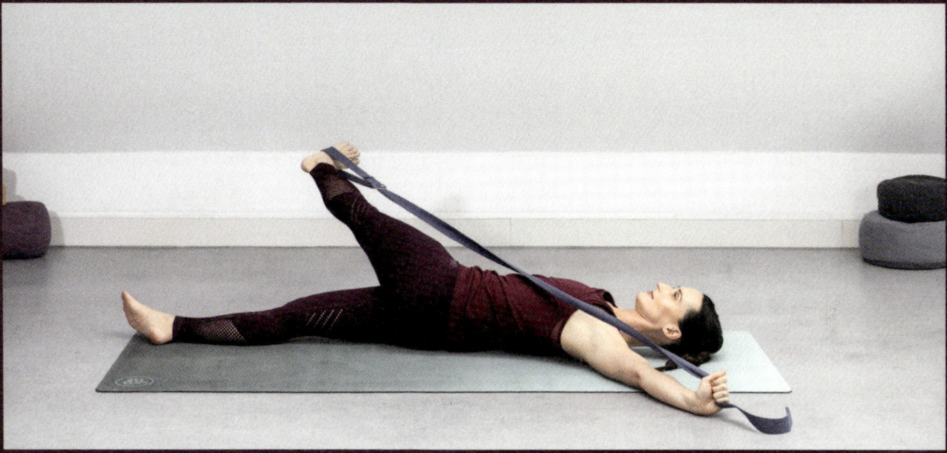

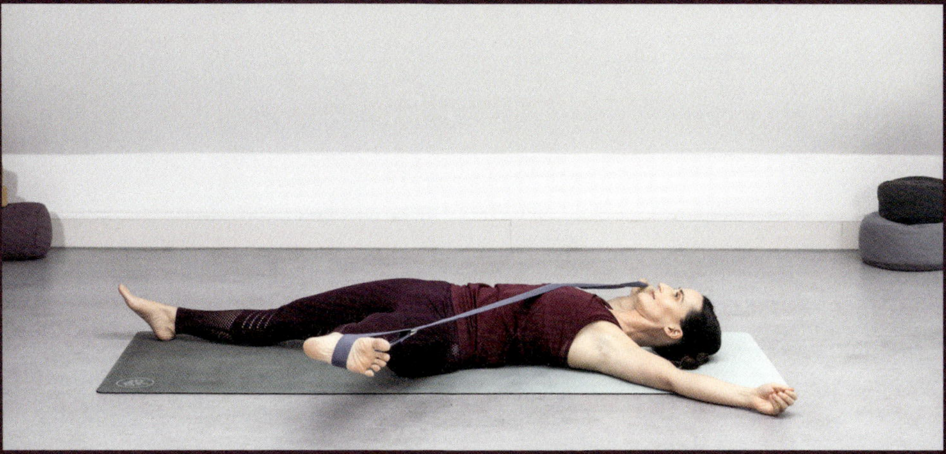

V1 Falls das Knie des liegenden Beines bei der Dehnung vom Boden abhebt, unterlagere die Kniekehle mit einem Block und lege dir ein Kissen unter den Kopf.

V2 Falls dir die Dehnung an der Beininnenseite zu intensiv ist, unterlagere das Bein mit einem Bolster. Gleiches gilt, wenn du die Beinaußenseite dehnst.

V3 Wenn sich die Arme nicht so weit über den Kopf strecken lassen oder die Schultern beim Überkopfheben der Arme schmerzen, dann stütze die Arme mit einem Bolster ab.

V4 Wenn deine Überkopfmobilität eingeschränkt ist, dann greife den Gurt kürzer. Achte darauf, die Schultern dabei locker zu halten.

Das ist wichtig:
Versuche, deine Arme so locker wie möglich zu lassen und die Schultern zu entspannen. Wenn du merkst, dass deine Aufmerksamkeit mehr zu den Armen als zu den Beinen wandert, dann wähle die dritte Variante aus, in der sich die Arme entspannt auf dem Bolster ablegen dürfen. Achte darauf, dass sich das Knie des liegenden Beines nicht beugt. Tut es das, dann strecke dein anderes Bein weniger weit nach oben.

Das spürst du:
Du merkst deutlich, wie viel Spannung sich im Laufe des Tages in der Beinrückseite angesammelt hat. Weil wir die Beininnen- und -außenseiten beim Dehnen ganz oft vernachlässigen, spürst du auch hier einen intensiveren Stretch. Es ist nicht schlimm, wenn dein Bein in der Haltung leicht zittert.

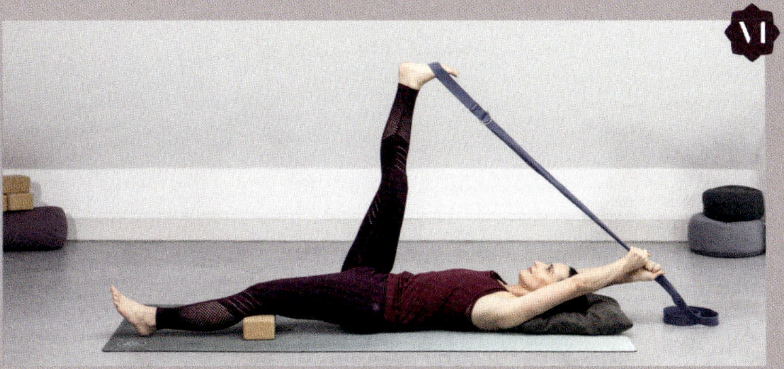
V1

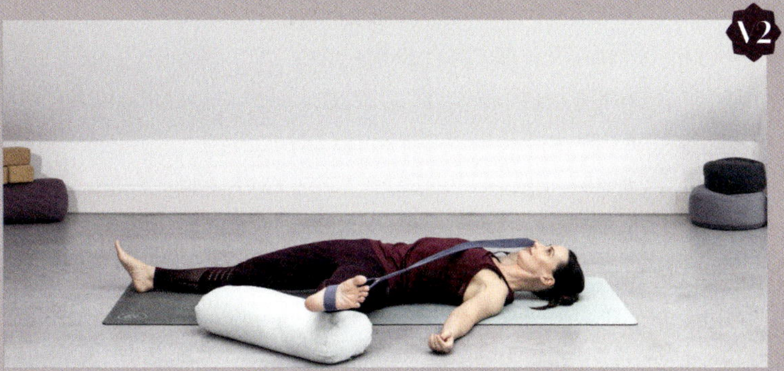
V2

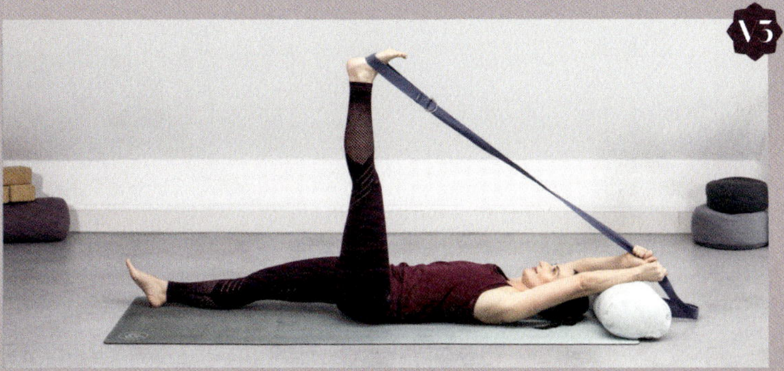
V3

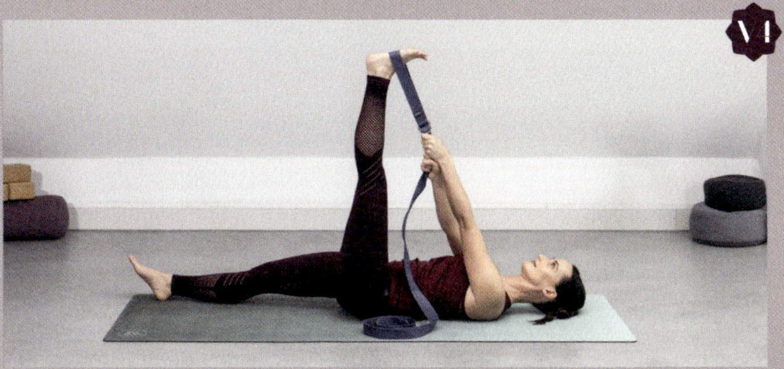
V4

Twist im Liegen

Diese Asana dehnt und streckt die Muskeln des Unterleibs, des Beckens und der Lendenwirbelsäule. Sie kann leichte Blockaden des unteren Rückens sanft lösen. Nach Ausführung der Asana sind der Beckenring und die Lendenwirbelsäule beweglicher und das Gangbild erscheint flüssiger und aufgerichteter.

1. Stelle die Füße in der Rückenlage etwa 40 Zentimeter vom Po entfernt auf. Die Arme sind auf Schulterhöhe ausgebreitet, Handflächen zeigen nach oben.
2. Bringe beide Knie zusammen nach links zum Boden. Der Kopf dreht in die entgegengesetzte Richtung nach rechts. Bleibe 90 Sekunden in der Position.
3. Bringe dann Kopf und Beine zur Mitte zurück.
4. Wechsle die Richtung: Knie nach rechts, Kopf nach links drehen, wieder für 90 Sekunden.
5. Komme danach mit den Beinen und dem Kopf zur Mitte zurück und löse die Asana mit der Ausatmung auf.

V1 Bei Beschwerden im unteren Rücken tut es gut, die Knie näher zum liegenden Arm zu ziehen und den Rücken zu runden. Noch leichter wird es, wenn du dir unter den Kopf ein Kissen legst und den Kopf gerade hältst.

V2 Wenn deine Beine nicht bis zum Boden kommen, nimm dir ein Bolster zur Hilfe und lege die Knie darauf ab.

V3 Die Schulter auf der Seite, von der du dich wegdrehst, sollte dicht am Boden bleiben. Falls sie beim Drehen abhebt, unterlagere sie mit einem Block, mit einem Kissen oder mit einer gerollten Decke, anstatt die Haltemuskulatur anzuspannen.

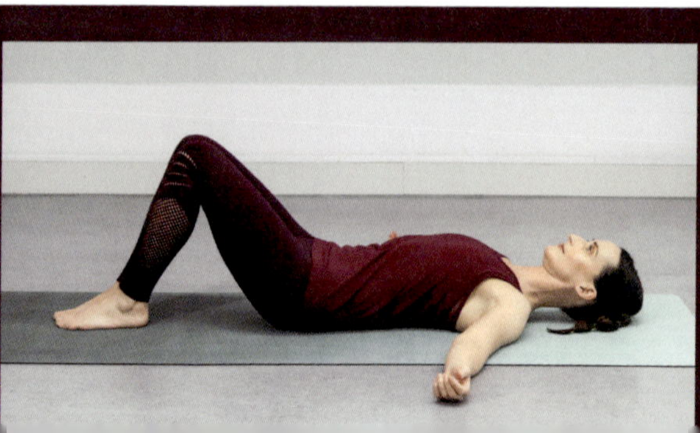

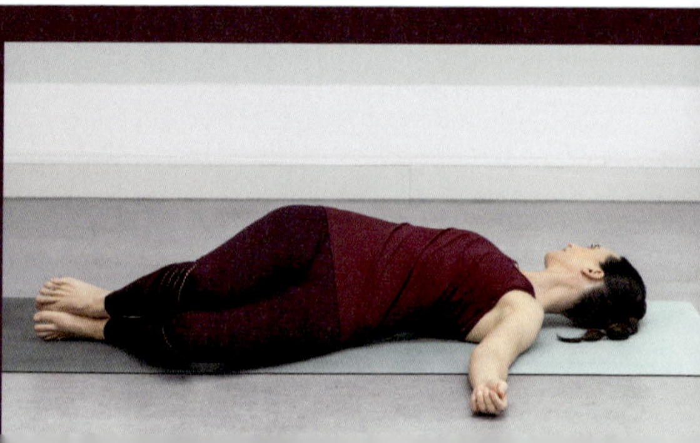

MIT DER GUTEN SEITE BEGINNEN

Teste kurz aus, zu welcher Seite der Twist angenehmer ist, und übe die »gute« Seite zuerst, und zwar etwas länger, etwa drei Minuten. Danach lässt es sich meist auch besser zur anderen Seite üben.

Das ist wichtig:
Versuche, den Rücken und die Schultern entspannt zu lassen. Andernfalls verhindert die Muskelspannung, dass sich Wirbel und Rippengelenke repositionieren können.

Das spürst du:
Die Haltung ist am intensivsten im unteren Rücken zu spüren. Meistens hast du bei der Übung eine Lieblingsseite, zu der du dich besser oder weiter bewegen kannst. Das ist ganz normal und unserem Alltag geschuldet. Morgen kann sich das schon wieder geändert haben. Erschrick nicht, wenn es knackt. Dann hast du ein Gelenk an der Wirbelsäule selbst mobilisiert und kannst dich danach besser bewegen.

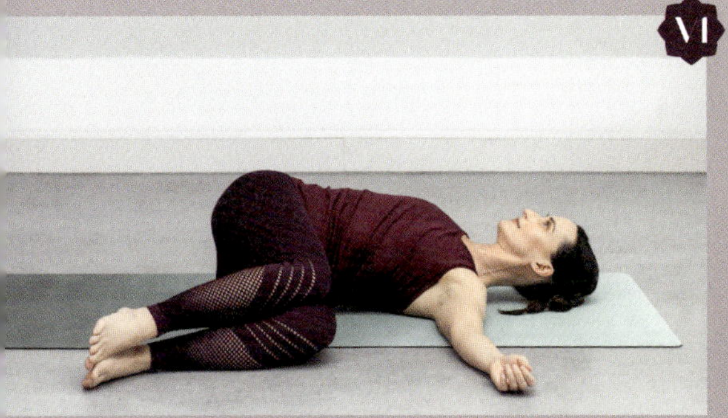

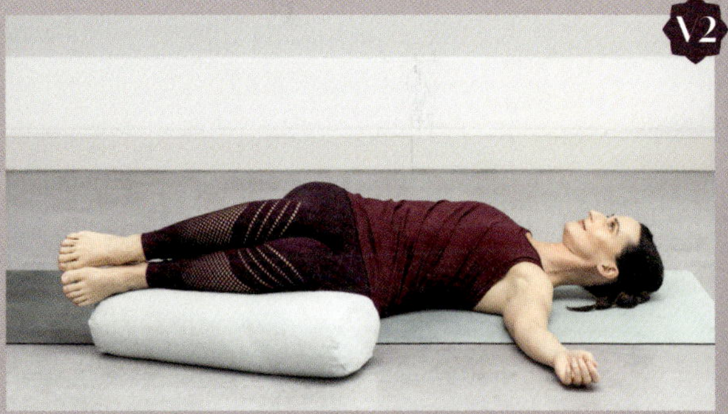

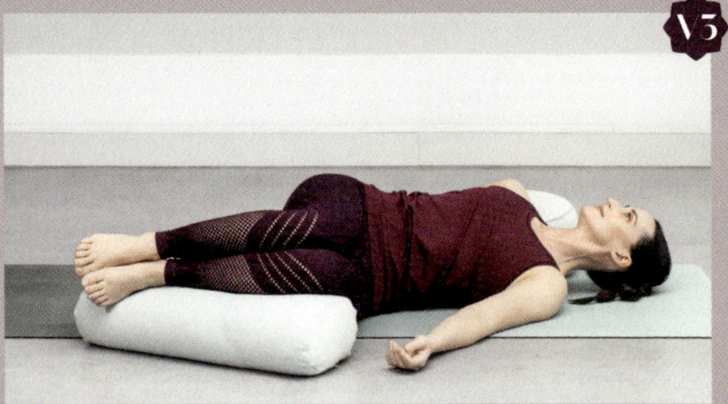

Nadelöhr

Diese Asana ist gut für den unteren Rücken, denn sie dehnt die Adduktoren der Oberschenkel, öffnet die Hüften und reguliert die Spannung in den Po- und Beckenmuskeln. Dadurch kann sich die Lendenwirbelsäule besser entspannen. Indirekt hat die Haltung sogar schmerzlindernde Effekte für die Kniegelenke, denn wenn sich die Hüftgelenke besser bewegen lassen, dann reguliert sich auch die Kräfteübertragung des Körpers auf die Knie! Nach der Asana wird dir auffallen, dass du nach langem Sitzen schmerzfreier aufstehen kannst.

1. Ziehe in der Rückenlage das rechte Knie an den Bauch heran und lege den linken Fuß am rechten Knie ab, sodass sich die linke Hüfte und das linke Knie nach außen drehen.
2. Umfasse dann das rechte Knie oder den Unterschenkel und ziehe das Bein noch näher an den Bauch heran. Achte darauf, dass die Schultern sich dabei entspannen können und der Kopf in Verlängerung der Wirbelsäule liegen bleibt. Bleibe bis zu 90 Sekunden in der Position.
3. Löse die Haltung auf, indem du erst die Hände loslässt und dann den rechten Fuß zurück zum Boden stellst. Wechsle dann die Seite und ziehe das linke Knie an den Bauch.

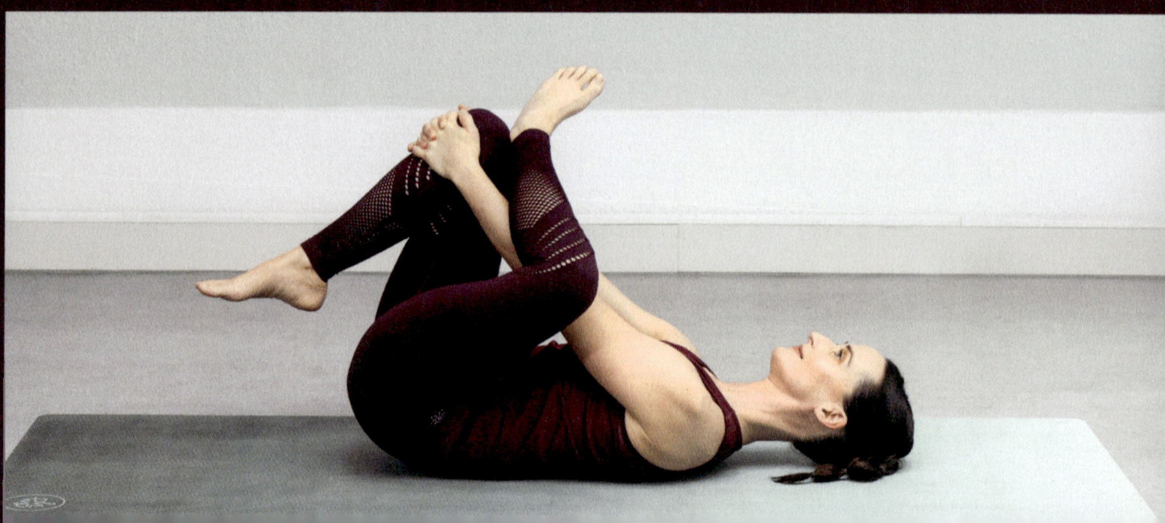

V1 Falls du den Unterschenkel nicht zu fassen bekommst oder zu Krämpfen in der Oberschenkelrückseite neigst, stelle den Fuß auf dem Boden auf.

V2 Durch das Yogabolster unter der Lendenwirbelsäule nähert sich das Bein sanft dem Bauch und du kommst leichter und weiter in die Asana hinein. Die Schulter-Nacken-Muskeln können sich besser entspannen.

V3 Du kannst dir auch die Wand zu Hilfe nehmen und dein Knie mit der Hand sanft noch etwas weiter in die Dehnung hineinschieben. Dadurch kommt der Dehnreiz gezielter in den Hüftaußenrotatoren an.

SCHUNKELN

Wenn du die Variante mit dem Bolster übst, kannst du dich ein wenig hin- und herschunkeln. Für den unteren Rücken ist das wie ein sanfter Massageimpuls.

Das ist wichtig:
Es kommt darauf an, das gebeugte Bein so weit, wie es dir auf angenehme Art und Weise möglich ist, im Knie nach außen zu bewegen. Denn dann kommt der Reiz genau da an, wo du ihn haben möchtest: im Birnenmuskel, einem kleinen Muskel, der von deiner Hüfte zum Kreuzbein zieht und der im entspannten Zustand bewirkt, dass du als Vielsitzer schmerzfrei aufstehen kannst.

Das spürst du:
Du merkst eine Dehnung über den Pobereich und an der Außenseite deines Beins.

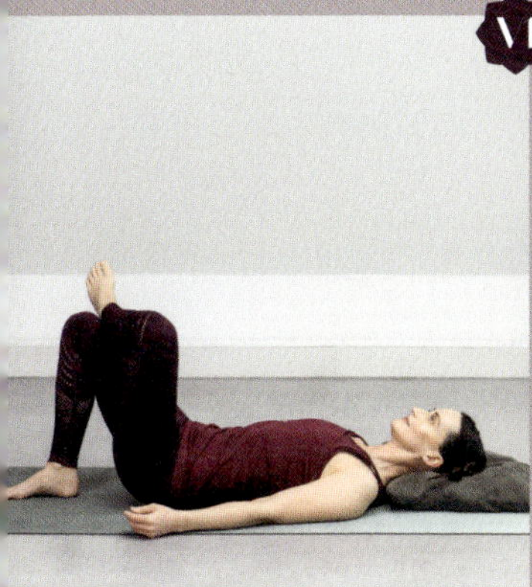
V1

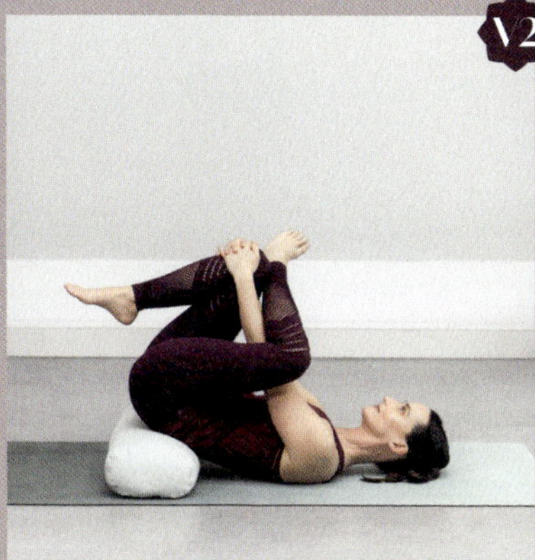
V2

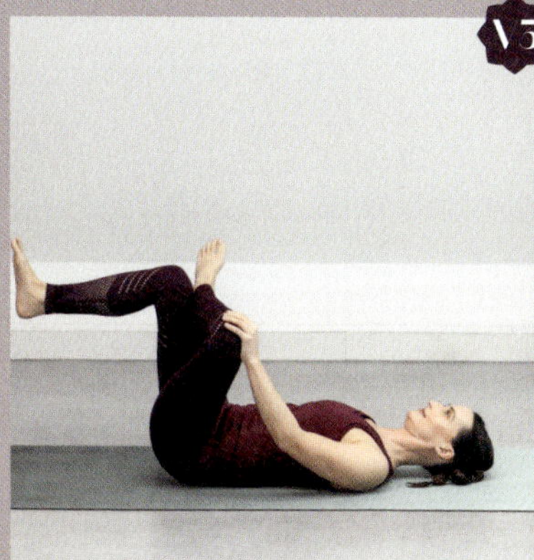
V3

Happy Baby

Diese Asana rundet und dehnt den Übergang von der Becken- zur Lendenwirbelsäule, entlastet das Iliosakralgelenk und massiert die Bauchorgane, besonders den Darm. Das Happy Baby ist eine wunderbare Asana zur Entlastung des unteren Rückens, des Beckenbodens und der Rückenfaszie. Nach der Asana ist es einfacher, sich stehend aufzurichten und mit großen Schritten zu gehen.

1. Rolle das Kinn in der Rückenlage leicht zur Brust, damit sich der Hals hinten verlängern kann. Ziehe dann die Beine zum Bauch und öffne die Knie weit nach außen.
2. Greife mit den Händen an den Beininnenseiten vorbei die Fußsohlen und ziehe die Knie noch etwas näher an den Bauch heran. Dabei fallen die Knie locker nach außen.
3. Entspanne die Knie, Hüften und den Schulter-Nacken-Bereich und lenke die Atmung sanft in den Bauchraum. Bleibe etwa 90 Sekunden in der Position.
4. Löse die Asana auf, indem du die Fußsohlen langsam loslässt und die Füße nacheinander zurück auf den Boden stellst.

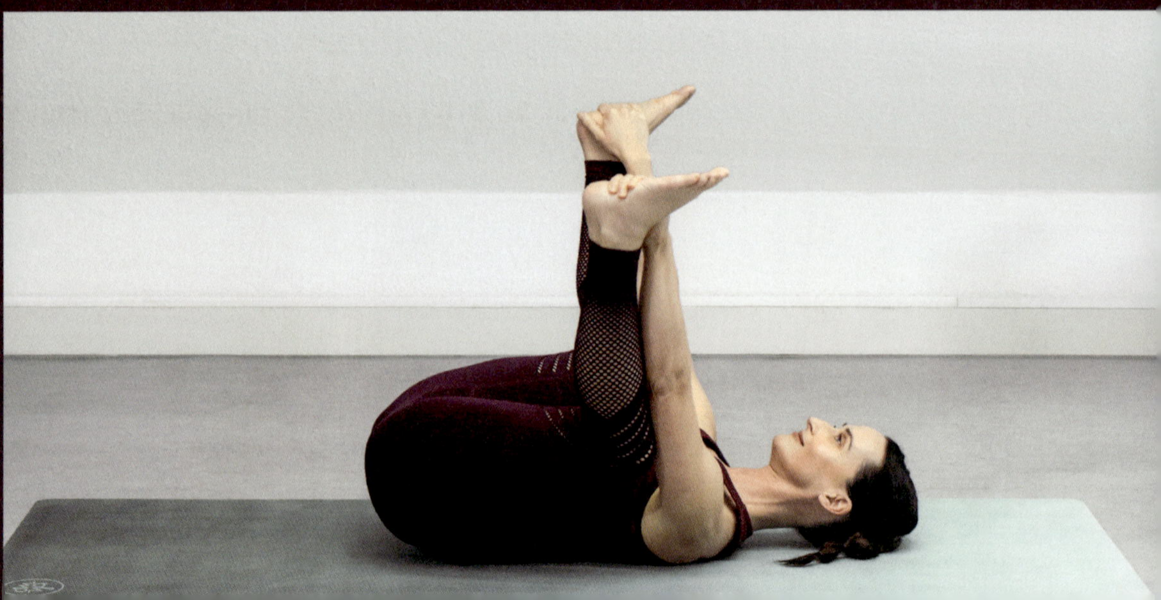

V1 Unterstütze den Kopf mit einem Kissen, falls deine Nackenmuskeln so verspannt sind, dass du den Kopf nicht am Boden ablegen kannst. Mit einem Bolster unter dem Becken erreichst du deine Füße leichter.

V2 Falls du dich insgesamt noch zu unflexibel für das Happy Baby findest und dich zu sehr anspannen musst, um überhaupt in die Haltung zu kommen, probiere die sanfteste Happy-Baby-Variante aus, in der du deine Oberschenkel locker umarmst.

Das ist wichtig:
Bei einem akuten Bandscheibenvorfall solltest du die Asana nicht ausführen, denn dann könnten sich die Schmerzen verstärken.

Das spürst du:
Dein Beckenboden, die Leisten und deine Hüften öffnen sich. Das bewirkt ein angenehmes, entspanntes und lockeres Gefühl im ganzen unteren Rückenbereich. Vielleicht überkommt dich sogar ein kleines Glücksgefühl, denn das Happy Baby schenkt Urvertrauen und Geborgenheit.

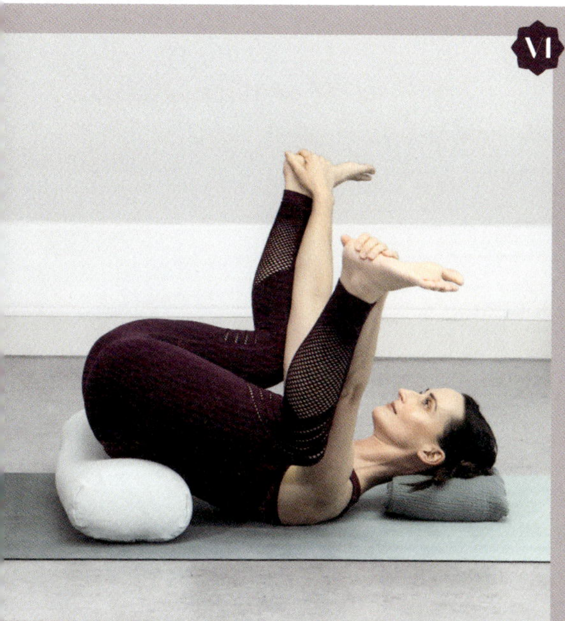

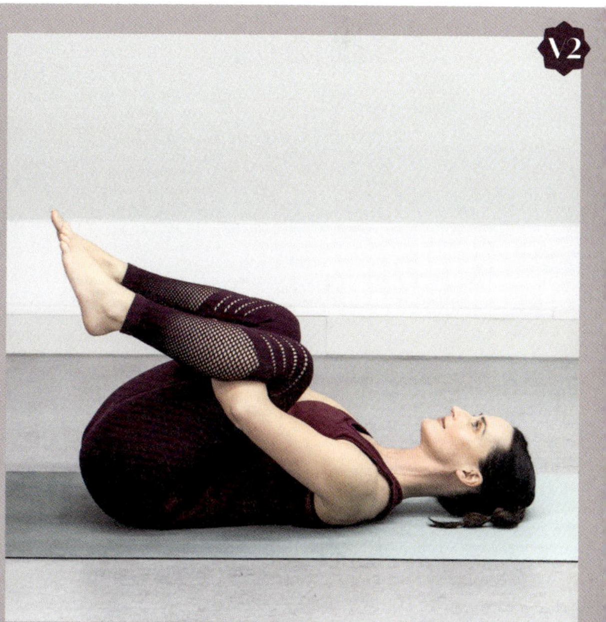

Schmetterling im Liegen

Diese Asana weitet die Hüft- und Leistenregion und sorgt damit für eine verbesserte Aufrichtung im Stehen. Außerdem durchblutet sie den Unterleib und löst Bauch- und Periodenkrämpfe. In der Yin-Yoga-Version hast du einen zusätzlichen mobilisierenden Effekt auf die gesamte Brustwirbelsäule und auf alle Faszien auf der Körpervorderseite. Dadurch kannst du Druck im gesamten Brustkorb lösen und freier atmen.

1. Lege in der Rückenlage die Fußflächen aneinander, sodass deine Knie wie von selbst nach außen fallen. Die Füße liegen mit ungefähr 30 bis 40 Zentimetern Abstand zum Schambein auf der Matte.
2. Der Kopf liegt mit gestreckter Halswirbelsäule entspannt am Boden. Breite die Arme etwas unterhalb der Schulterhöhe neben dem Körper aus. Lasse die Handflächen nach oben zum Himmel zeigen. Bleibe in der Position bis zu 90 Sekunden liegen – das sind etwa 18 bis 20 Atemzüge.
3. Wenn du die Asana auflöst, führe zunächst die Knie wieder mittig zueinander und komme dann über die Seite zum Sitzen.

V1 Wenn der Abstand von den Knien zum Boden sehr groß ist und es in den Leisten und Oberschenkelinnenseiten unangenehm zieht, unterlagere die Beine mit Blöcken.

V2 Mit der Yin-Yoga-Variante dehnst du deine vordere Faszienkette. Unterlagere dich so, dass du möglichst viel Muskelaktivität ausschaltest, etwa mit Blöcken unter den Knien, einem Bolster unter dem Oberkörper und vielleicht auch noch einem Kissen unter dem Kopf.

Das ist wichtig:
Entspanne die Leisten- und Hüftregion, damit sich das Hüftgelenk etwas aufdehnen kann. Hältst du in der Muskulatur fest, geht dir dieser mobilisierende Effekt verloren und der Blut- und Lymphfluss in der Leistenregion verlieren an Vitalität.

Das spürst du:
Du spürst, wie die Leisten immer weicher und freier werden. Manchmal braucht der untere Rücken etwas länger zum Loslassen und lässt dich seine Anspannung im Iliosakralgelenk spüren.

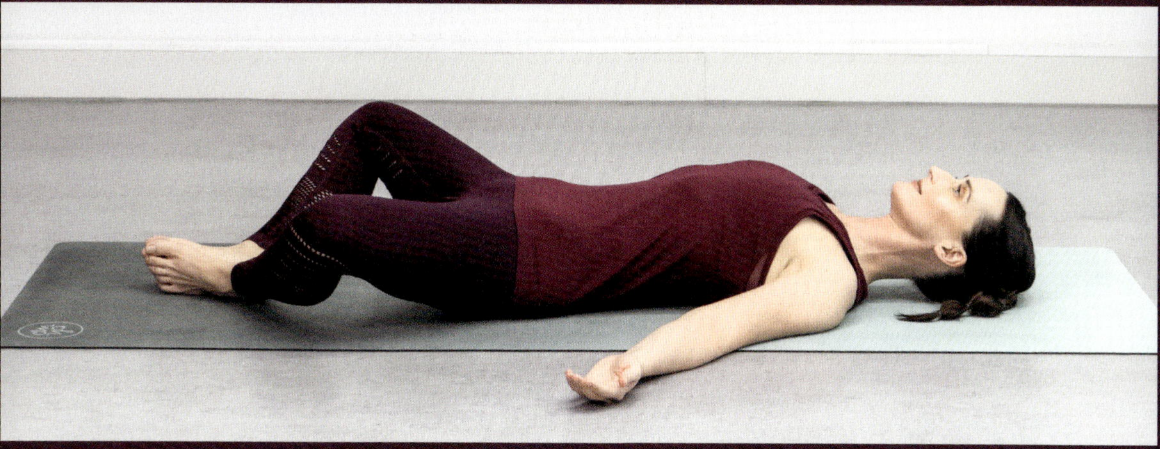

V1

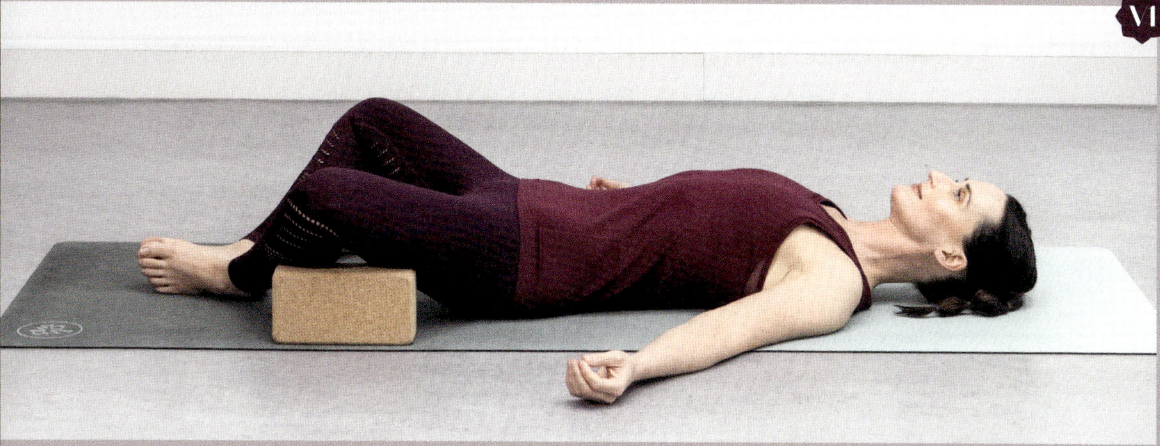

V2

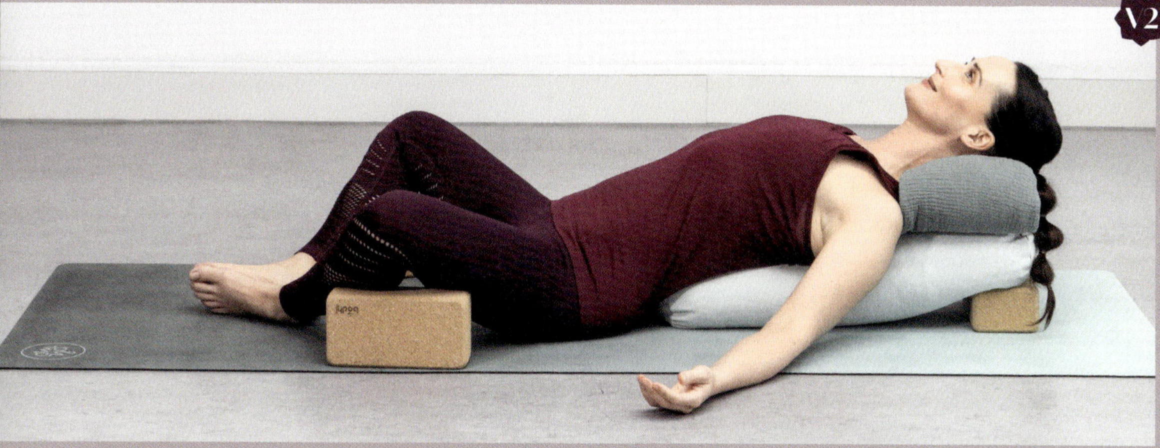

Fisch

Der Fisch öffnet den gesamten Oberkörper: den Brustraum, die Schultern und die Bauchmuskeln. Das Herz, die Lunge und die Schilddrüse weiten sich und die Atemfunktion wird unterstützt. Die Asana hat eine vitalisierende Wirkung und hilft bei Müdigkeit und Antriebsmangel. Nach der Asana kannst du besser in den Brustkorb atmen und ihn mit frischer Luft ausfüllen.

1. Bringe die Beine in der Rückenlage mit gestreckten Füßen eng zusammen, die Arme liegen dicht am Körper.
2. Hebe das Gesäß an und schiebe die Hände mit den Handflächen nach unten unter das Gesäß. Drücke die Unterarme in den Boden, die Ellenbogen beugen sich. Hebe den Oberkörper so an, dass sich das Herz hebt.
3. Lege den Kopf sanft in den Nacken und berühre mit dem Hinterkopf den Boden. Bleibe bis zu 90 Sekunden in der Position und lenke die Atmung in den Brustkorb.
4. Zum Auflösen hebe den Po etwas hoch, schiebe die Hände hervor und stütze den Kopf mit einer Hand ab, ehe du ihn zurück zur Matte legst.

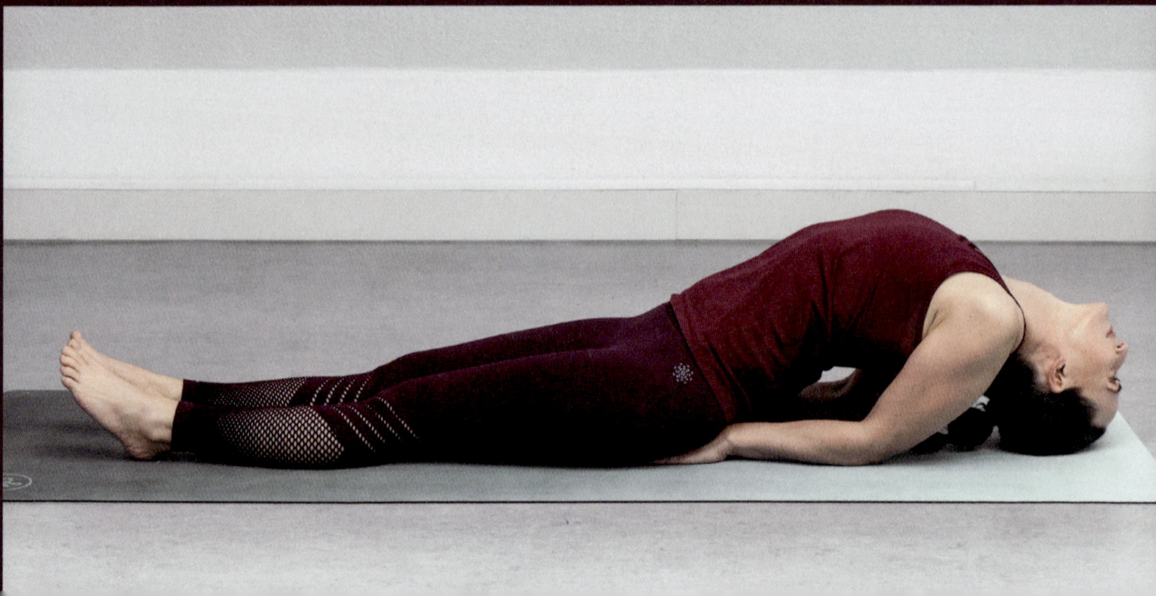

V1 In der Yin-Yoga-Variante unterlagerst du den Oberkörper so, dass die Schultern frei auf der Erde liegen können. Sollte die Dehnung im Hals unangenehm sein, nimm dir ein Kissen für den Kopf. Ist die Haltung noch unangenehm in den Knien, dann unterlagere zusätzlich die Kniekehlen. Jetzt hast du die perfekte Ausgangslage, um deine vordere Faszienkette zu dehnen.

V2 Mit einer Handtuchrolle unter dem Brustkorb wird die Asana zu einer sehr sanften Haltung. Diese Variante passt gut, wenn es dir schwerfällt, dich in der Brustwirbelsäule aufzurichten und dich zu strecken.

Das ist wichtig:
Das Gewicht lastet auf den Unterarmen und Ellenbogen und nicht auf deinem Kopf! Fühlt sich die Streckung im Hals für dich unangenehm an, dann übe den Fisch über mehrere Wochen mit einer sanfteren Variante.

Das spürst du:
Deine Halsvorderseite wird intensiv gedehnt. Hinten im Hals spürst du eher etwas Druck. Außerdem merkst du, wie sich die Rippen auseinanderziehen und sich die Rippenbögen heben. Dadurch kann das Ausatmen etwas schwerer fallen.

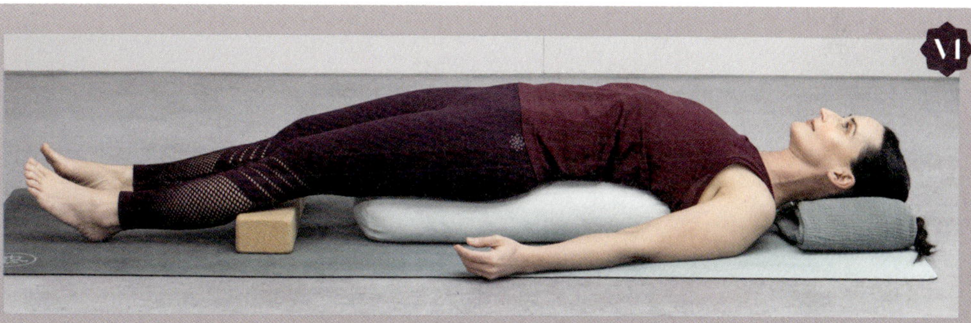

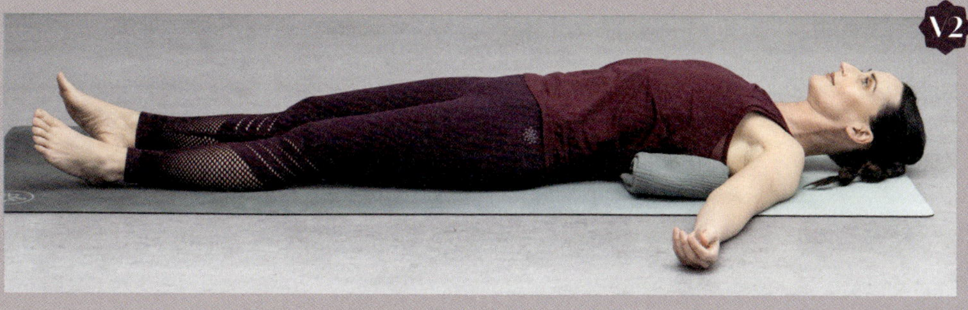

Saddle

Diese Yogahaltung dehnt die vordere Faszienkette, streckt die Wirbelsäule und energetisiert müde Beine. Außerdem mobilisiert sie die Fuß-, Hüft- und Kniegelenke. Sie beseitigt Druck im Oberkörper, vertieft die Atmung und schenkt der Lunge und dem Herzen Raum. Nach der Asana hast du im ganzen Körper ein Gefühl von Erfrischung.

1. Setze dich im Fersensitz mit dem Gesäß zwischen die Füße.
2. Lege die Handflächen und die Unterarme hinter dir am Boden ab, sodass sich der gesamte Oberkörper nach hinten in Richtung Matte mitbewegt.
3. Lege den gesamten Oberkörper hinter dir auf dem Boden ab und strecke die Arme seitlich neben dem Oberkörper aus. Die Handflächen zeigen zum Himmel und die Schultern ziehen weg von den Ohren. Die Knie sind zusammen mit den Hüften etwa auf einer Linie ausgerichtet. Bleibe bis zu 90 Sekunden in der Haltung und löse dich danach sanft und achtsam aus der Position.

V1 Wenn du den Oberkörper nicht auf dem Boden ablegen kannst, dann baue dir aus Bolster und Blöcken eine Erhöhung.

V2 Bei eingeschränkter Kniebeugung und bei Knieschmerzen hilft es, dich auf ein Bolster zu setzen und nur in eine leichte Rückbeuge zu kommen.

V3 Noch leichter wird es im halben Saddle, bei dem du ein Bein lang ausstreckst und auf die Rückbeuge verzichtest. Die Variante eignet sich auch bei einseitigen Knieschmerzen.

V4 Mit dieser Variante kannst du dich erstmal an den Saddle herantasten und dich ganz auf die Verbesserung der Kniebeugung konzentrieren.

Das ist wichtig:
Bei Kniearthrose oder Meniskusschäden empfehle ich dir, mit der dritten oder vierten Variante zu üben und unbedingt die eigenen Bewegungsgrenzen zu akzeptieren! Je höher du sitzt, desto angenehmer wird der Beugewinkel im Knie.

Das spürst du:
Die Dehnung in den vorderen Oberschenkeln kann sehr intensiv sein. Außerdem kann sich der Übergang vom Rücken zum Becken angestrengt anfühlen oder sogar leicht schmerzen, die Rückenfaszie muss sich langsam an den Reiz gewöhnen.

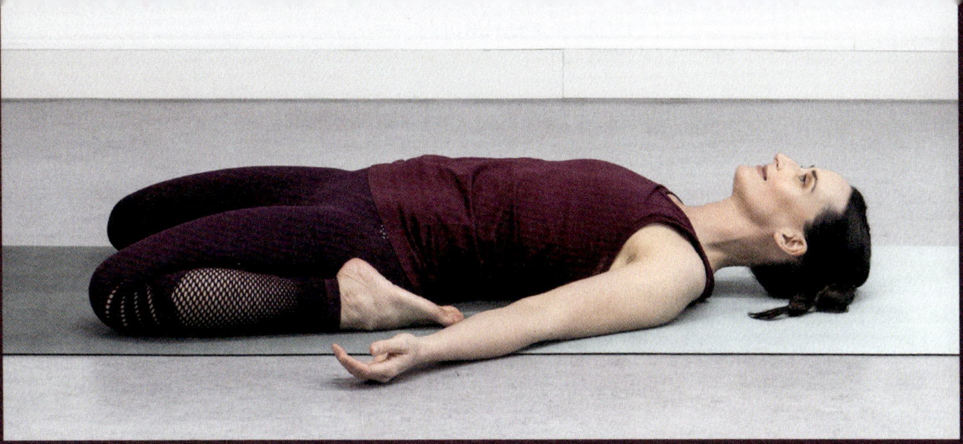

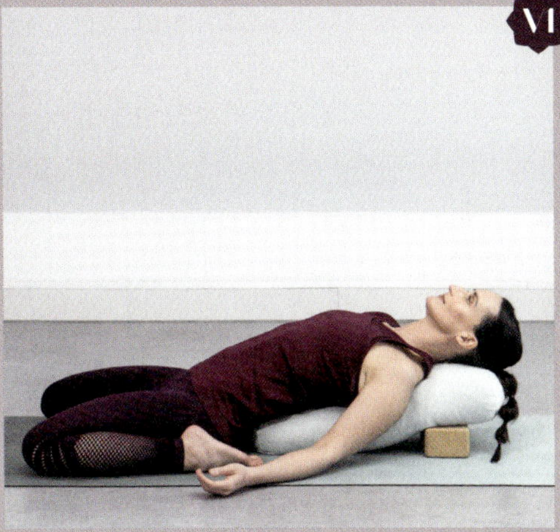
V1

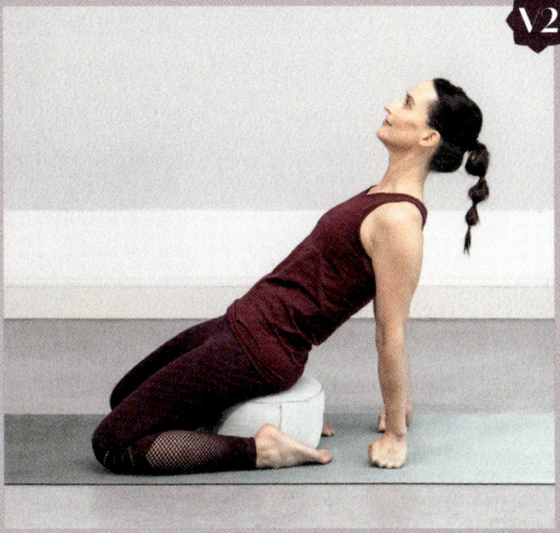
V2

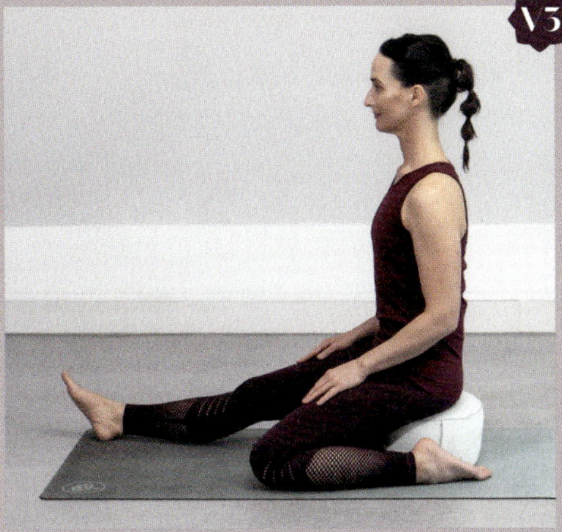
V3

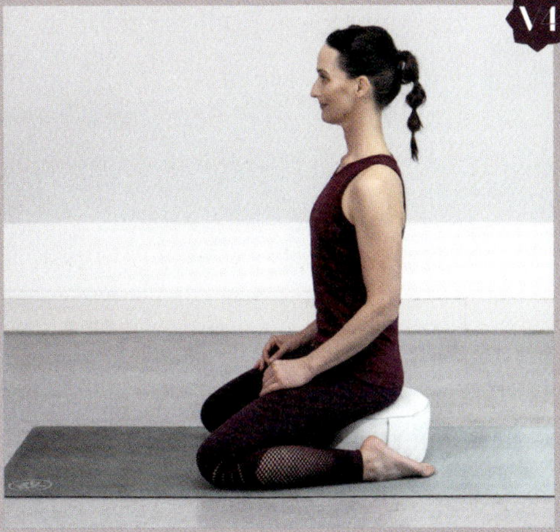
V4

Sitzende Vorbeuge

Diese Asana mobilisiert nahezu alle Rückenstrukturen (Wirbelgelenke, Muskeln, Nerven und Bandscheiben) und drainiert die Bauchorgane. Außerdem trainiert sie das Kippen des Beckens und die Aufrichtung der Wirbelsäule. Die Asana ist eine Schlüsselposition, wenn es um Schmerzlinderung in der Wirbelsäule geht oder um Krämpfe und Kribbeln in den Beinen. Nach dem Üben sind die längsten Nerven in deinem Körper gut gedehnt und du fühlst dich vielleicht ein Stückchen größer.

1. Setze dich mit ausgestreckten Beinen auf die Matte. Die Zehen sind angezogen. Die Hände drücken neben dem Becken in den Boden, damit sich die Wirbelsäule aufrichtet.
2. Strecke einatmend die Arme nach oben, beuge dich ausatmend aus dem Becken mit geradem Rücken nach vorn. Strecke dabei jetzt die Hände nach vorn und umfasse die Zehen.
3. Ziehe dich mit der nächsten Einatmung noch weiter nach vorn, öffne ausatmend die Arme etwas, sodass die Ellenbogen zur Seite streben. Bleibe bis zu 90 Sekunden in der Position und justiere während der Haltedauer immer mal etwas nach, wenn der Körper erlaubt, die Dehnung noch zu verstärken.
4. Löse die Asana auf, indem du die Füße lockerlässt, die Knie etwas beugst und dich dann einatmend Wirbel für Wirbel zurück ins Sitzen aufrichtest. Dann tut es gut, die Beine etwas auszuklopfen.

V1 Im leicht erhöhten Sitz lässt sich der Oberkörper insgesamt besser nach vorn neigen und du kommst mit den Händen näher an die Füße heran.

V2 Falls sich der untere Rücken sofort krümmt, beuge die Knie weiter, lehne den Oberkörper an die Oberschenkel an und halte den Rücken stabil.

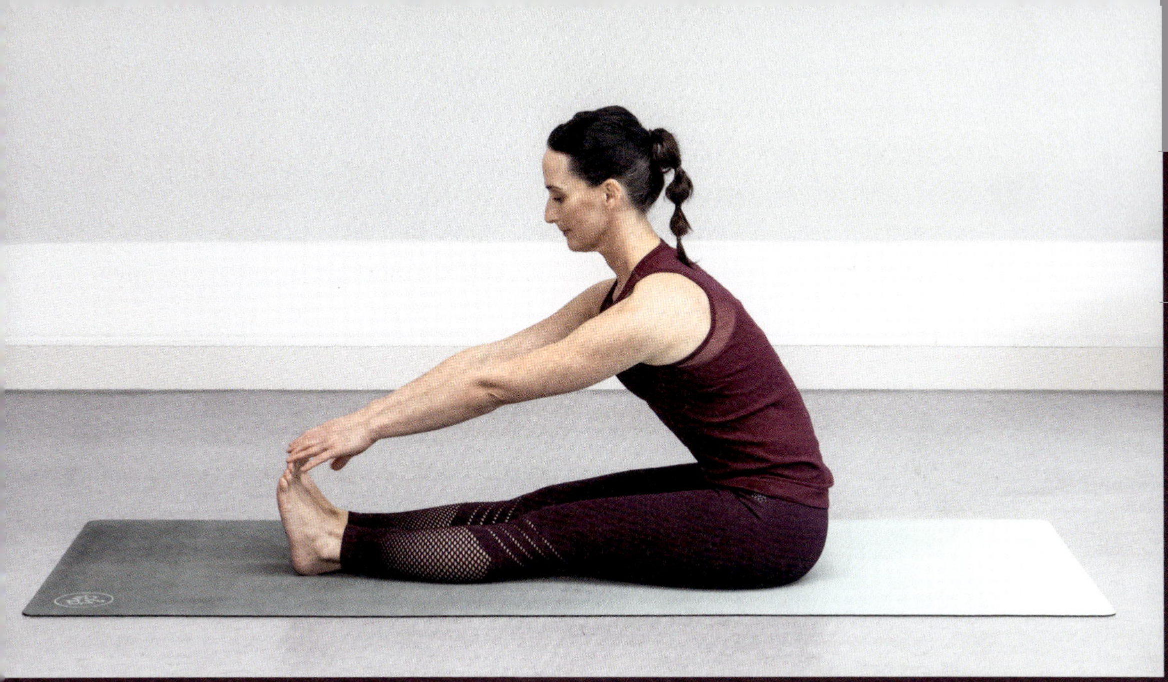

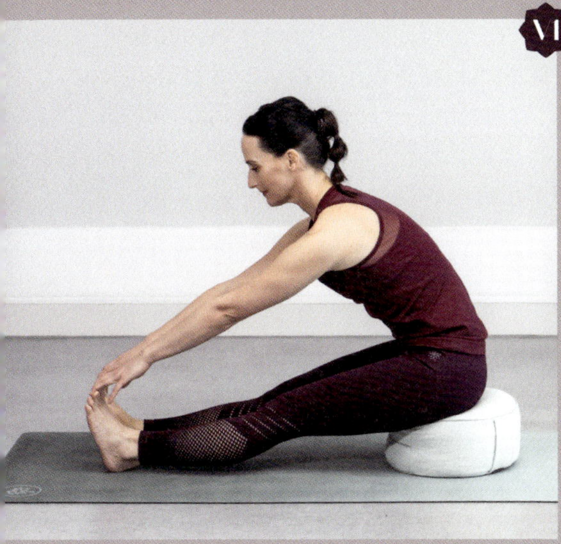
V1

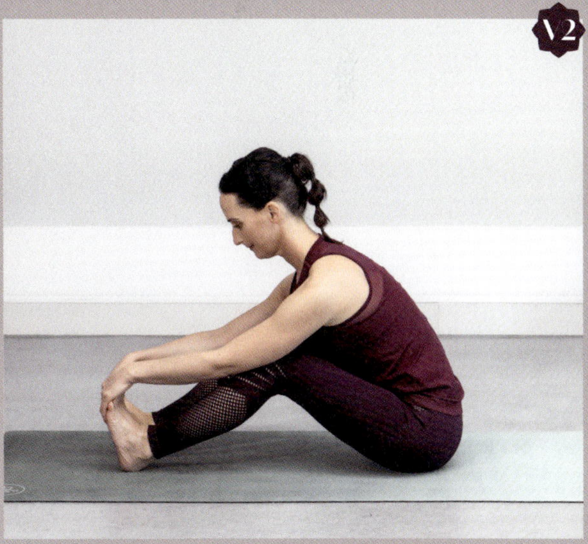
V2

V3 Wenn du dich in der Sitzenden Vorbeuge sehr unflexibel fühlst, beginne in der Yin-Yoga-Variante. Stütze die Stirn mit einem Bolster ab, lasse die Beine etwas auseinanderfallen und baue so viel Muskelanspannung ab, wie es dir möglich ist.

V4 Die Wand beziehungsweise der Boden sind gute Hilfsmittel, wenn es dir schwerfällt, den Rücken, ohne zu verkrampfen, gestreckt zu halten, denn mit Wand- und Bodenkontakt entlastest du die Haltemuskulatur und kannst dich auf die Dehnung der Beinrückseiten konzentrieren.

Das ist wichtig:
Bei der Asana liegt der Fokus auf einem geraden Rücken (außer bei der dritten Variante). Es ist also nicht entscheidend, wie weit du bis zu den Füßen reichen kannst, sondern dass dein ganzer Rücken gerade bleibt.

Das spürst du:
Die Asana ist eine der intensivsten Dehnungen für die Beinrückseiten. Vielleicht kannst du sogar wahrnehmen, wie die Rückennerven vom Hals bis zu den kleinen Zehen stimuliert werden.

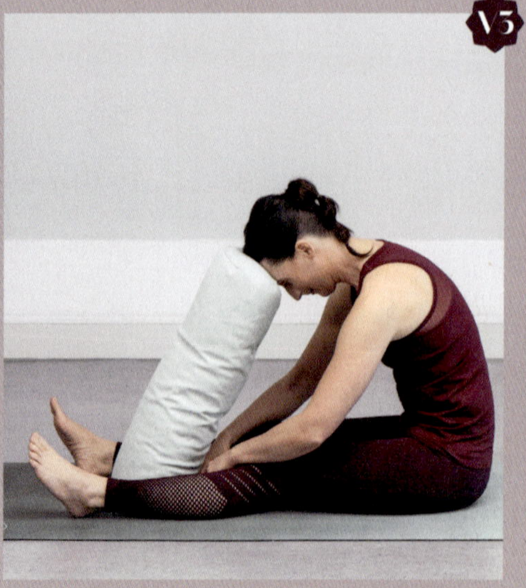

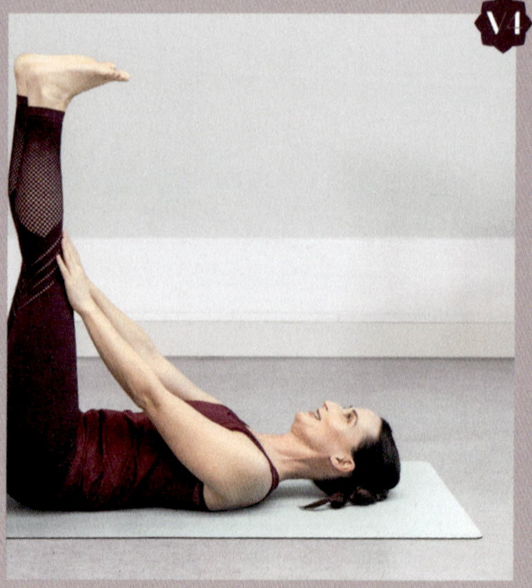

Drehsitz

Diese Asana verbessert die Flexibilität der ganzen Wirbelsäule und mobilisiert die mittlere Brustwirbelsäule. Sie wirkt dämpfend auf übersteigerte Reaktionen im sympathischen, vegetativen Nervensystem und baut Stress ab. Zusätzlich massiert der Drehsitz die inneren Bauchorgane und unterstützt Regenerations- und Entgiftungsprozesse. Nach der Asana fühlst du dich entspannt und gestärkt, denn du konntest viel Stress abbauen.

1. Strecke im Sitzen das rechte Bein lang vor dir aus. Die Zehen ziehen Richtung Nase. Stelle den linken Fuß an der Außenseite des rechten Knies auf und ziehe mit der rechten Hand das aufgestellte Bein weiter zu dir heran, sodass eine leichte Dehnung in der linken Poseite spürbar wird. Die linke Hand strebt einatmend nach oben zum Himmel und zieht dabei die Wirbelsäule in die Länge.
2. Drehe nun den Oberkörper und den Kopf mit der Ausatmung so weit wie möglich nach links und stelle die obere Hand hinter dem Rücken auf. Bleibe etwa 60 Sekunden in der Haltung.
3. Drehe dich dann zur Mitte zurück und wechsle die Seite. Strecke das linke Bein lang aus und drehe dich jetzt nach rechts. Löse die Asana auf, indem du tief einatmest und mit der Ausatmung zurück in den Sitz kommst.

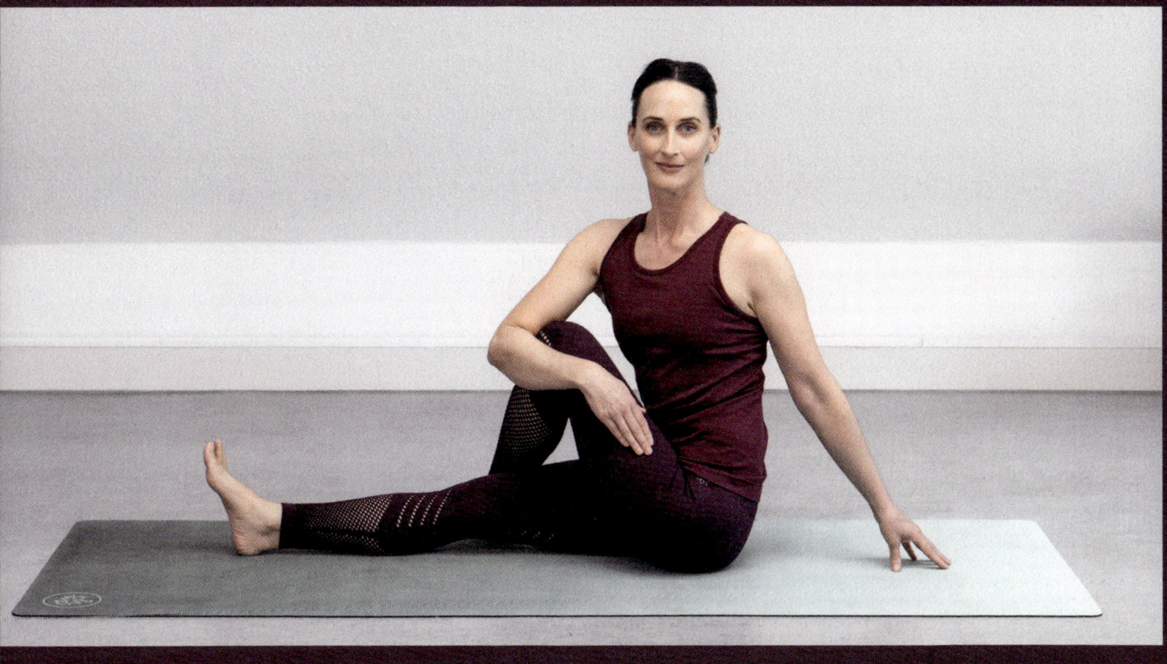

V1 Im erhöhten Sitz ist es leichter, die Wirbelsäule aufzurichten und zu stabilisieren. Setze dich dazu auf ein Yogakissen und stütze die hintere Hand auf einem Block ab.

V2 Sollte dir der Stretch in der Po- und in der seitlichen Oberschenkelmuskulatur zu intensiv sein, dann stelle den Fuß an der Innenseite des ausgestreckten Beins auf.

V3 Falls dir beim Autofahren der Schulterblick schon schwerfällt oder falls du Beschwerden beim Umdrehen hast, dann kannst du mit dieser Variante deine Rotationsfähigkeit in der Brustwirbelsäule stetig verbessern. Drücke dazu die Handflächen leicht ins Bolster und initiiere jeweils eine Minidrehung zu den Seiten.

FEDERN

Wenn du in der Drehung bist, kannst du Minifederungen weiter in die Drehung hinein und wieder zurück ausführen. Dadurch entsteht ein Faszienstretch und du kommst noch ein bisschen weiter in die Bewegung.

Das ist wichtig:
Bevor du mit der Drehung zu einer Seite beginnst, achte auf eine gerade Rückenausrichtung und strecke dich erstmal weit nach oben zum Himmel aus. Dadurch entlastest du die Bandscheiben und initiierst den Drainageeffekt. Achte darauf, die Schultern locker zu lassen.

Das spürst du:
Du spürst, wie sich die Dehnung vom unteren Rücken bis zum Hals fortsetzt. Meistens lässt es sich zur Lieblingsseite besser drehen. Es kann sein, dass du während der Drehung oberflächlicher atmest oder der Bauch als Zeichen der Entspannung anfängt zu gluckern.

V1

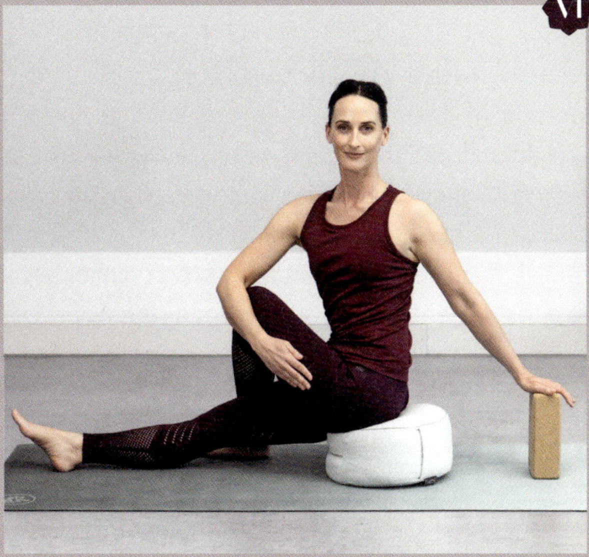

V2

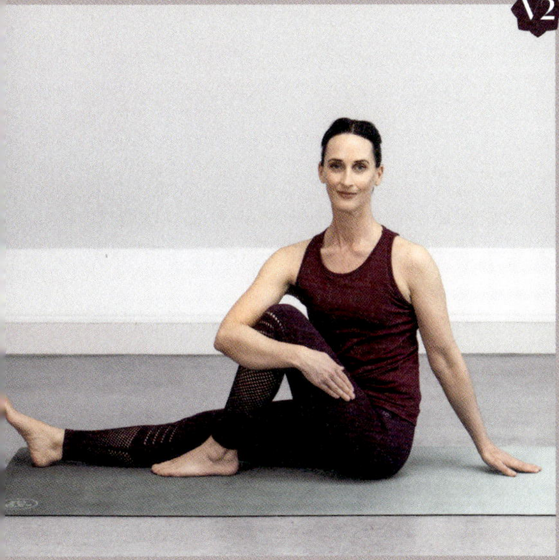

V3

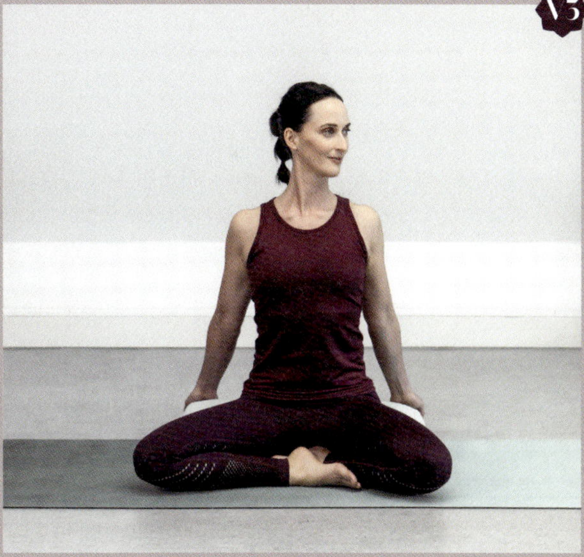

Kuhgesicht

Normalerweise werden in dieser Asana auch die Beine überkreuzt. Auf diesen Übungsschritt habe ich bewusst verzichtet, denn dann wird die Asana für viele eher unbewegliche Menschen unmöglich. Wir konzentrieren uns stattdessen auf die Ausführung der Armhaltung und die Streckung des Brustkorbs, damit du deine Überkopfmobilität verbessern kannst. Die Asana mobilisiert nicht nur die Arme, sondern aktiviert den ganzen Schulter-Nacken- und Brustwirbelbereich. Sie verhilft zu einer verbesserten Körperhaltung und dehnt die Organe Herz und Lunge. Dadurch kannst du auch leichter und vertiefter atmen. Wenn du die Asana regelmäßig übst, werden im Alltag alle Überkopf-Arbeiten wie Fensterputzen, Schränkeeinräumen oder Tapezieren geschmeidiger.

1. Komme in den Fersensitz und richte die Wirbelsäule gerade auf.
2. Strecke den rechten Arm nach oben und lege die Hand zwischen den Schulterblättern auf den Rücken.
3. Versuche mit der linken Hand von unten die rechte Hand zu berühren oder die Finger ineinandergreifen zu lassen.
4. Der Kopf bleibt dabei gerade, das Kinn ist leicht zum Brustbein eingerollt. Lasse den Atem fließen. Bleibe bis zu 60 Sekunden in der Haltung. Dann löse dich sacht heraus und wechsle die Seiten. Nun ist die linke Hand oben und die rechte Hand versucht, sie von unten kommend zu greifen.

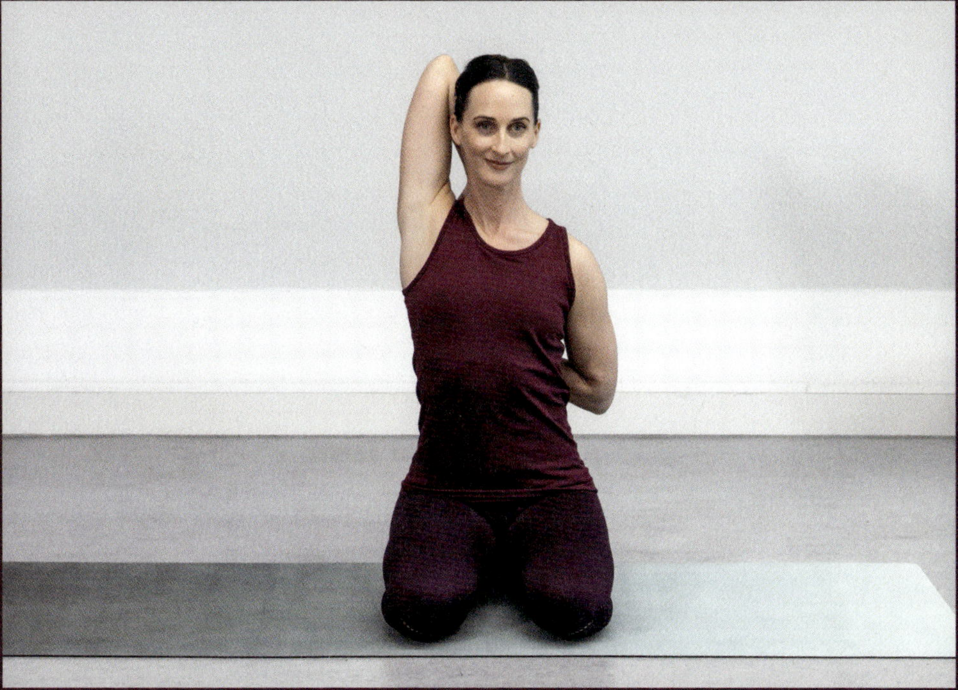

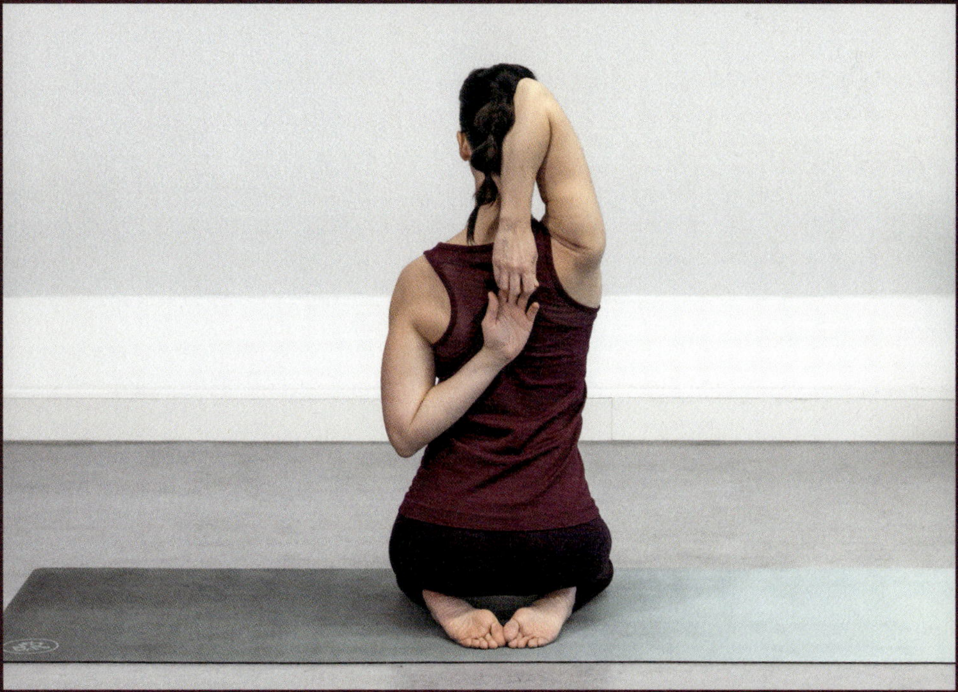

V1 Bei Beschwerden in den Knien und Einschränkungen in der Kniebeugung öffne den Kniewinkel, indem du dich leicht erhöht auf ein Yogakissen oder einen Block setzt. Die Variante hilft auch, dich besser aufzurichten und die Brustwirbelsäule zu strecken.

V2 Bei mangelnder Rotationsfähigkeit in den Schultern oder bei einer Fehlhaltung der Brustwirbelsäule fällt es schwerer, die Finger hinter dem Rücken miteinander zu verhaken. Nimm dir dann einen Gurt zu Hilfe.

V3 Ist deine Überkopfmobilität eingeschränkt, setze dich ebenfalls erhöht hin. Lege eine Hand locker an den oberen Rücken und greife mit der anderen Hand den Ellenbogen.

BRUSTWIRBELSÄULE BEUGEN UND STRECKEN

Du kannst in der Asana wechselnde Beuge- und Streckbewegungen in der Brustwirbelsäule ausführen, um den Rückenabschnitt intensiver zu mobilisieren und die Arme anschließend besser über Kopf bewegen zu können.

Das ist wichtig:
Dein Rücken und dein Kopf müssen gerade und aufgerichtet bleiben. Sobald du merkst, dass du einsinkst, wähle eine einfachere Variante aus.

Das spürst du:
Deine Brust öffnet sich und du kannst fließender atmen. Außerdem merkst du einen angenehmen Stretch im Trizeps und vielleicht auch in den Nackenmuskeln.

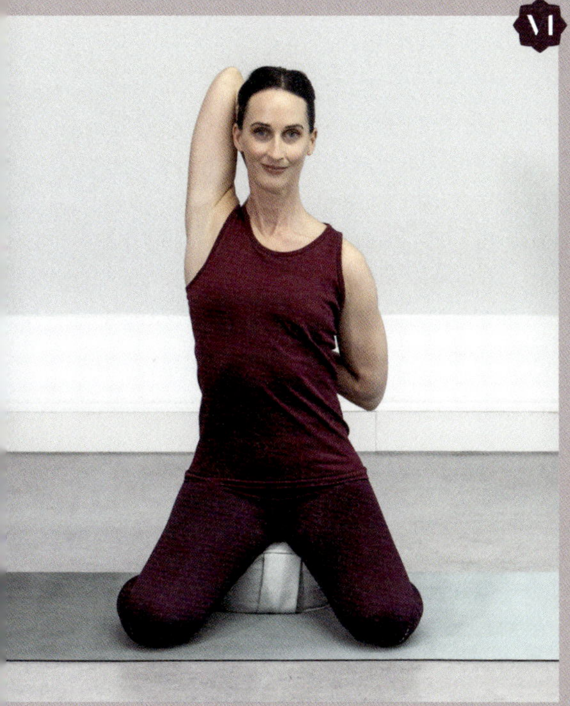
V1

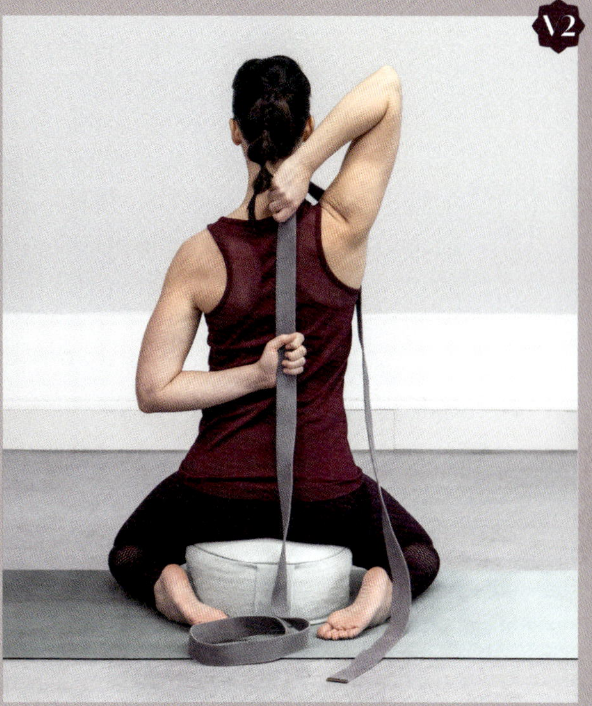
V2

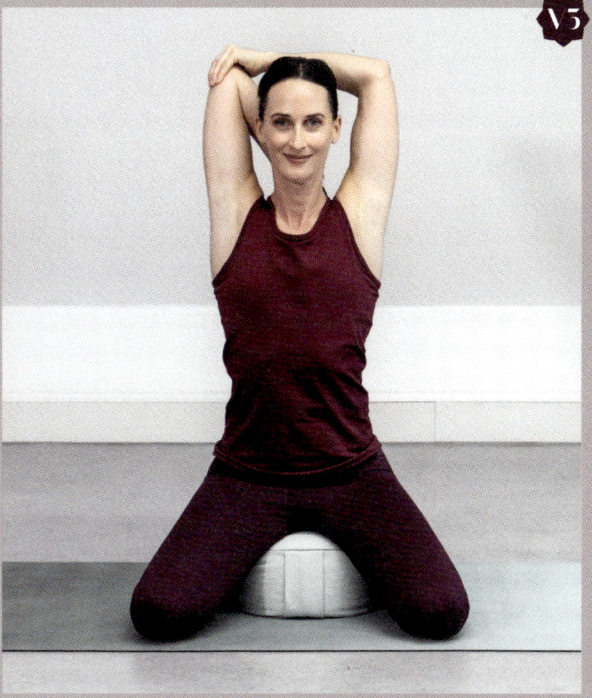
V3

Herabschauender Hund

Diese Asana verhilft zu innerer Ruhe, gibt den Armen Kraft und dehnt die gesamte Körperrückseite. Sie zählt im Yoga zu den energetisierenden Haltungen und hilft gegen Müdigkeit. Bis man die Asana gut beherrscht, entwickelt sich Durchhaltevermögen, denn besonders für Anfänger ist der Herabschauende Hund zunächst eine körperliche und mentale Herausforderung. Doch nach der Asana fühlst du dich gekräftigt und befreit.

1. Komme in den Vierfüßlerstand mit schulterbreit aufgestellten Händen. Stelle die Zehen auf, spanne die Gesäßmuskeln an und ziehe den Bauchnabel Richtung Rücken.
2. Drücke dich von den Handballen ausgehend mit dem Becken nach oben, die Arme sind gestreckt und die Körpersilhouette sieht von der Seite wie ein Dreieck aus. Der Kopf richtet sich in Verlängerung der Wirbelsäule aus und die Schulterblätter ziehen leicht zum Rücken. Bleibe bis zu 90 Sekunden in der Haltung.
3. Wenn du die Haltung auflösen möchtest, lasse die Knie zur Erde sinken, um zurück in den Vierfüßlerstand zu kommen. Wenn du mit einer Asana im Stehen weitermachen willst, dann laufe mit den Füßen nach vorn zu den Händen, komme in eine Vorwärtsbeuge und richte dich Wirbel für Wirbel zum Stehen auf.

V1 Falls sich dein unterer Rücken stärker beugt und du die Beine nicht strecken kannst, dann beuge die Knie so weit an, dass du dich auf einen geraden Rücken konzentrieren kannst. Es ist in Ordnung, wenn die Fersen nicht ganz zum Boden kommen.

V2 Bei schmerzenden oder instabilen Handgelenken können zwei Blöcke helfen. Stütze die Hände auf den Blöcken ab und stelle dir vor, die Handballen leicht nach vorn und unten in den Block zu schieben.

V3 Fehlt dir die Kraft für die Asana, dann setze die Knie und die Unterarme am Boden ab. Die Handflächen drücken sanft in die Erde und der untere Rücken macht eine Minirückbeuge.

AUF DER STELLE GEHEN

Gehe im Herabschauenden Hund auf der Stelle. Die Zehen bleiben dabei auf dem Boden. Dadurch mobilisierst du noch gezielter den Ischiasnerv.

Das ist wichtig:
Die Füße sollten hüftbreit stehen und die Knie zeigen gerade nach vorn oder etwas nach außen. Die Asana erlaubt einen guten Blick auf die Knie, sodass du die Knieausrichtung ab und an selbst korrigieren kannst. Die Beine dürfen ruhig gebeugt sein. Wichtig ist ein gerader Rücken.

Das spürst du:
Es kann sein, dass du das Gefühl hast, wie Blut in den Kopf läuft oder dass deine Nebenhöhlen dicht werden. Atme dann langsam und sanft durch die Nase ein und aus. Die gesamte Beinrückseite fühlt sich intensiv gedehnt an.

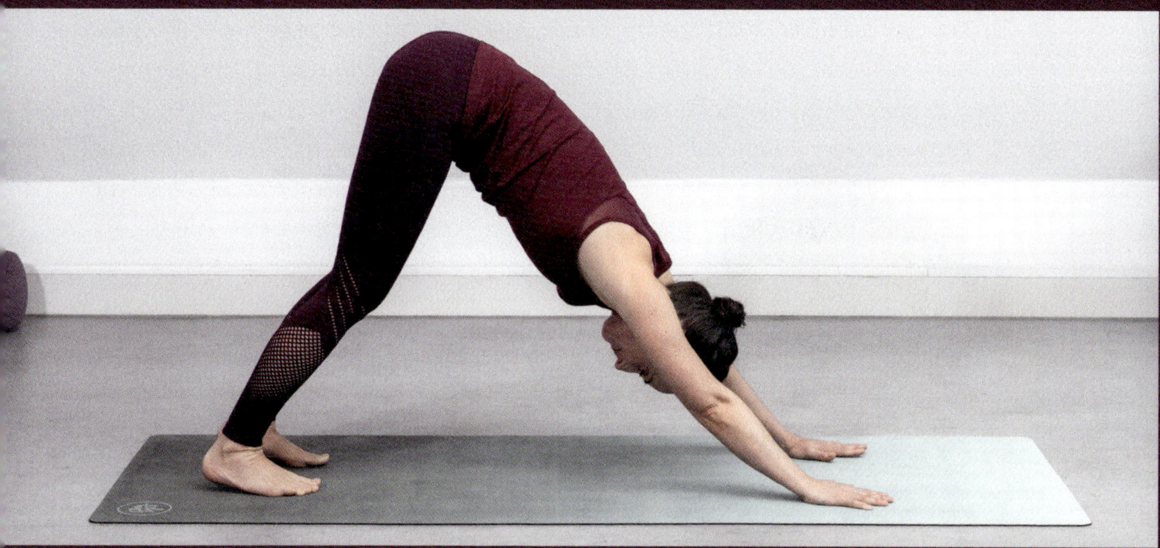

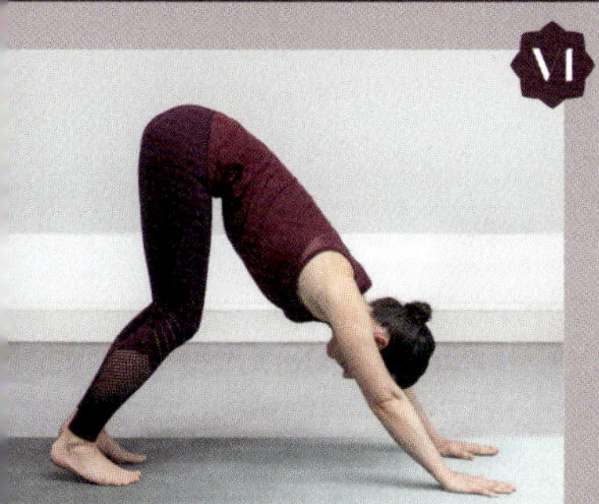

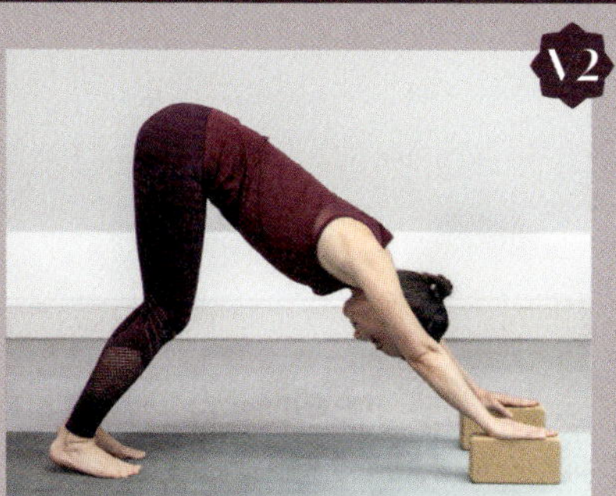

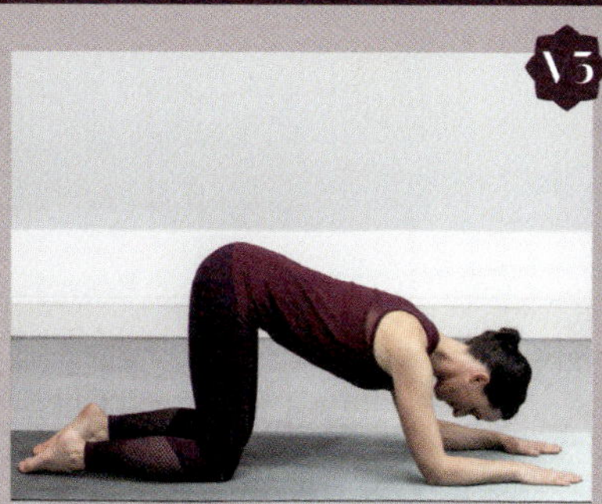

Baum

Der Baum ist eine Gleichgewichtsübung mit einem gezielten Beinachsentraining: Fuß, Knie und Hüftgelenk des Standbeins richten sich innerhalb einer geschlossenen Kette aufeinander ein und korrigieren die Stellung des Beines. Beim Spielbein mobilisiert die Asana das Hüftgelenk und kräftigt außerdem den Beckenboden. Wenn du die Asana regelmäßig übst, schulst du deinen Gleichgewichtssinn so, dass du dich besser vor Stürzen schützen kannst. Das kann gerade für ältere Menschen wichtig sein.

1. Stehe stabil und verlagere das Gewicht auf den linken Fuß, bis sich das rechte Bein vom Boden abheben kann.
2. Der rechte Fuß wandert entlang der Innenseite des Standbeins nach oben bis über das Knie und setzt dort ab. Drücke den Fuß fester an den Oberschenkel und spanne das Gesäß etwas an.
3. Lege die Hände vor dem Herzen zusammen und schiebe die Hände in dieser Position nach oben über den Kopf. Baue zwischen den Händen leichten Druck auf und schiebe die Schultern sanft Richtung Boden.

V1 Bei Gleichgewichtsproblemen hilft es, die Fußspitze des Spielbeins am Boden aufzusetzen und an das Standbein anzulehnen. Wähle die Variante auch bei eingeschränkter Hüftaußenrotation.

V2 Wenn es dir schwerfällt, die Arme über den Kopf zu heben, oder es mit ausgestreckten Armen zu wackelig wird, kannst du die Hände auch vor dem Herzen falten.

V3 Bei stärkeren Gleichgewichtsproblemen nimm dir einen Stuhl oder einen anderen Gegenstand zur Hilfe, an dem du dich abstützen kannst, damit sich dein Gleichgewicht einpendeln kann.

FÜSSE KREISEN

Bevor du mit dem Baum beginnst, setze die Zehen eines Fußes auf und beginne, den Fuß um die Zehen herum zu kreisen. Dadurch mobilisierst du das Sprunggelenk, die Fußgewölbe und die Fußfaszie und stehst im Baum stabiler.

Das ist wichtig:
Es kommt bei der Asana nicht darauf an, dich in den perfekten Baum zu stellen, sondern darauf, dass du jederzeit stabil stehst. Erst wenn du nicht mehr wackelst, taste dich weiter und strecke die Arme über Kopf aus.

Das spürst du:
Du schenkst deinem Standbein Vertrauen und spürst, wie sich das Körpergewicht verlagert. Dein Fuß muss kräftig arbeiten und sich immer wieder neu ausrichten. Das kann dich durchaus anstrengen.

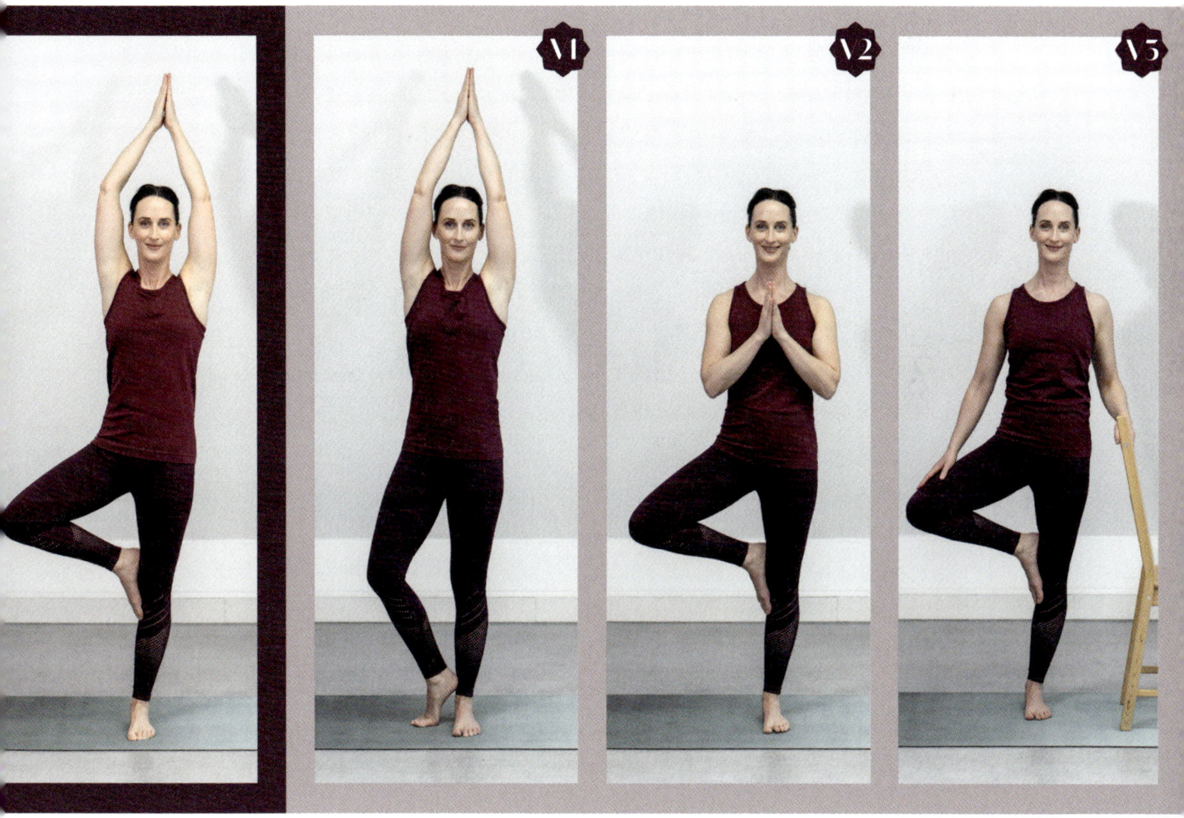

Seitliche Winkelhaltung

Diese Asana legt den Schwerpunkt auf die seitliche Rumpfdehnung, in der sich die Zwischenrippenmuskulatur aufdehnt und die Atmung in die seitlichen Lungenareale gelenkt wird. Außerdem öffnen sich die Hüften. Du trainierst deine Beinmuskeln und schulst deine Balance. Nach der Asana fühlen sich beide Rumpfseiten gut gedehnt und freier an, so als ob du hier etwas in die Länge gezogen wurdest. Meistens spürst du deine Atembewegung in den seitlichen Körperarealen besser.

1. Mache im Stehen mit dem linken Bein einen großen Schritt nach hinten und stelle den Fuß so auf, dass die Zehen leicht nach außen zeigen. Drücke die Fußaußenseite fest in den Boden und drehe das Hüftgelenk weiter nach außen. Das vordere Knie bildet einen 90- bis 100-Grad-Winkel.
2. Setze die vordere, rechte Hand an der Außenseite des rechten Fußes auf den Boden auf. Drehe den Rumpf so auf, dass dein Gesicht zur langen Mattenseite zeigt. Strecke den linken Arm nach oben über den Kopf zur Decke aus. Deine linke Rumpfseite dehnt sich dabei.
3. Blicke nach oben zu deiner Hand. Atme sanft in die neuen Atemfreiräume hinein. Löse dich nach 30 bis 60 Sekunden aus der Haltung und wechsle die Seiten: Führe im Stehen nun das rechte Bein nach hinten. Die Asana dauert insgesamt ein bis zwei Minuten.

V1 Nimm dir einen Block dazu, auf dem du dich abstützt, falls du den Boden mit der Hand nicht erreichen kannst.

V2 Noch einfacher wird es, wenn du deinen Arm bequem auf dem vorderen Oberschenkel ablegst. Dann kannst du dich noch leichter aufdrehen.

V3 Bei fehlender Überkopfmobilität und mangelnder Rotationsfähigkeit im Rücken lege den einen Arm auf dem vorderen Oberschenkel ab und lege den anderen Arm hinter deinem Rücken auf. Blicke nach vorn anstatt nach oben zur Decke.

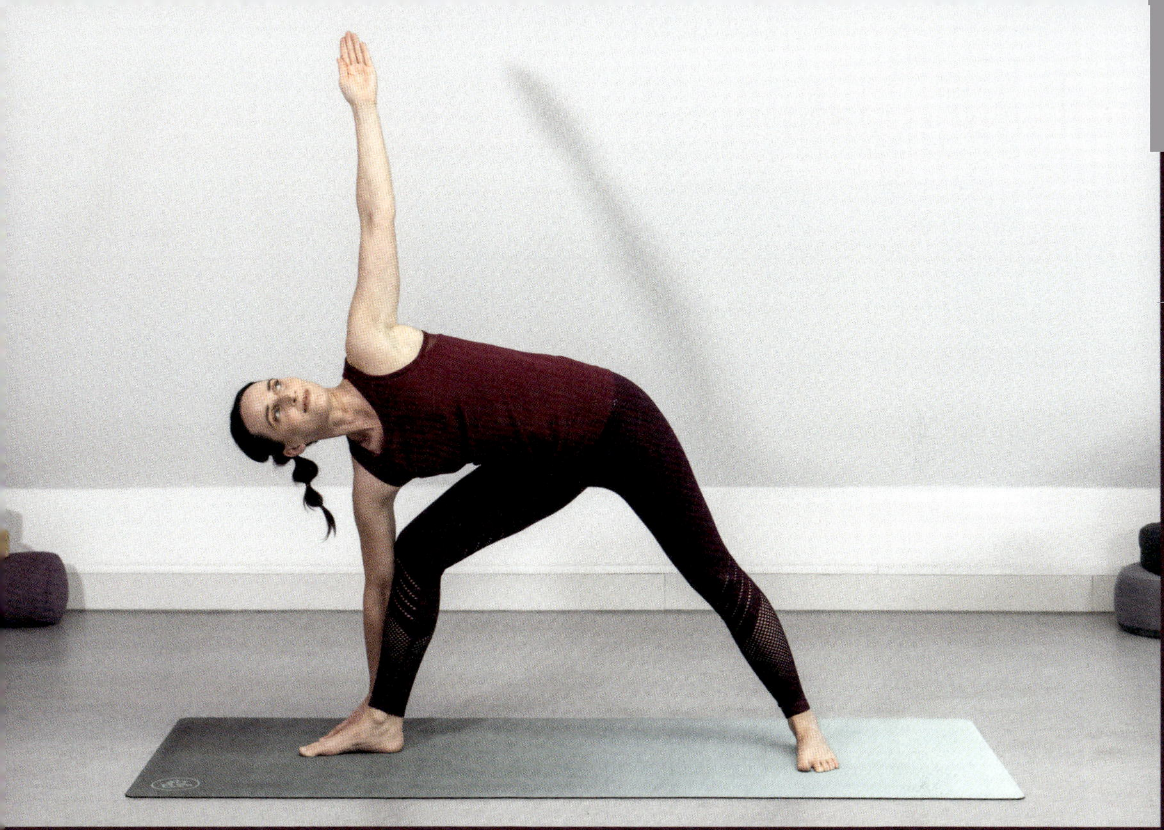

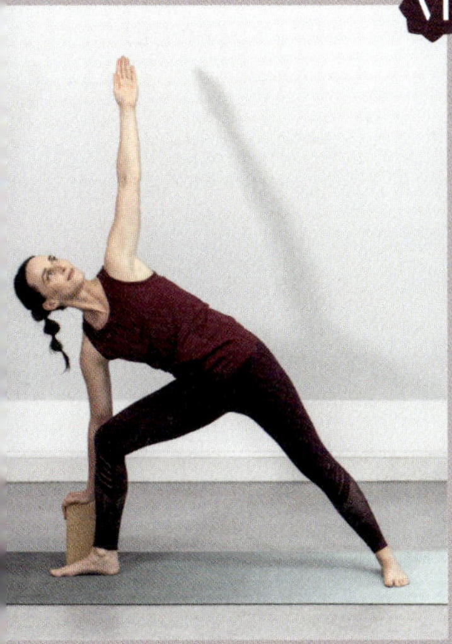

V1

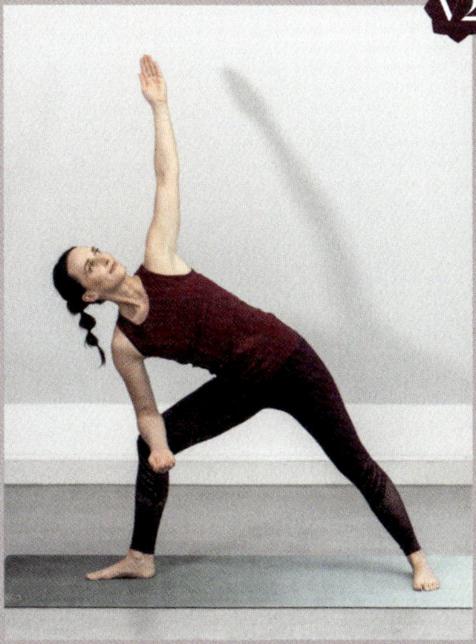

V2

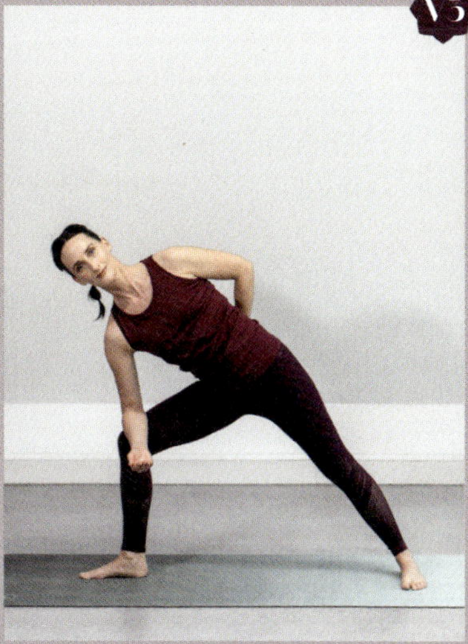

V3

BEWEGEN IM ATEMRHYTHMUS

Wenn du die Endstellung der Asana eingenommen hast, kannst du dich mit der Einatmung mit dem Arm nach oben öffnen und mit der Ausatmung mit dem Spielarm nach unten an die Innenseite des Sprunggelenks kommen. So kannst du dich im Rhythmus der Atmung drehen und neue Atemräume im Brustkorb erschließen.

Das ist wichtig:

Deine Füße bilden das Fundament, auf dem sich der Körper ausrichtet. Sie müssen stabil stehen, ohne dass du das Gefühl hast, wegzurutschen. Übe barfuß oder mit Anti-Rutsch-Socken. Es hilft auch, die Fußaußenkante des hinteren Beins in die Erde zu drücken.

Das spürst du:

Du spürst, wie mehr Raum im seitlichen Brustkorb entsteht und wie sich die Atmung dorthin verteilt. Außerdem könnten deine Beine etwas zittern, besonders die Beinvorderseite des vorderen Beins.

Krieger 1 und 2

Im Krieger stärkst du deine Beinmuskeln, Rumpf und Schultern und verbesserst die Tiefensensibilität (Propriozeption) innerhalb des Muskel-Skelett-Systems. Eine gut ausgebildete Tiefensensibilität schützt dich im Alltag vor Stürzen. Außerdem verleiht der Krieger innere Stabilität, Zuversicht und Optimismus. Nach der Asana kannst du dich besser konzentrieren und fühlst dich vital und voller Energie.

1. Mache im Stehen mit dem linken Bein einen großen Schritt nach hinten und stelle den Fuß so auf, dass die Zehen leicht nach außen zeigen. Drücke die Fußaußenseite fest in den Boden und drehe das Hüftgelenk weiter nach außen.
2. Beuge dann das vordere Knie und richte es so aus, dass es zur zweiten Zehe zeigt.
3. Für Krieger 1 strecke die Arme zusammengefaltet nach oben aus. Der Rücken kommt in eine leichte Rückbeuge. Bleibe bis zu 90 Sekunden in der Position.
4. Für Krieger 2 strecke danach den rechten Arm auf Schulterhöhe nach vorn, der linke Arm zeigt nach hinten. Beide Arme bilden eine lange Linie. Die Handflächen zeigen zum Boden. Bleibe bis zu 90 Sekunden im Krieger 2.
5. Falte zum Auflösen die Hände vor dem Herzen und mache mit dem linken Fuß einen Schritt nach vorn neben den rechten und komme in den Stand zurück. Wechsle dann die Seiten. Jetzt macht der rechte Fuß einen Schritt nach hinten, das vordere Knie beugt sich.

Krieger 1

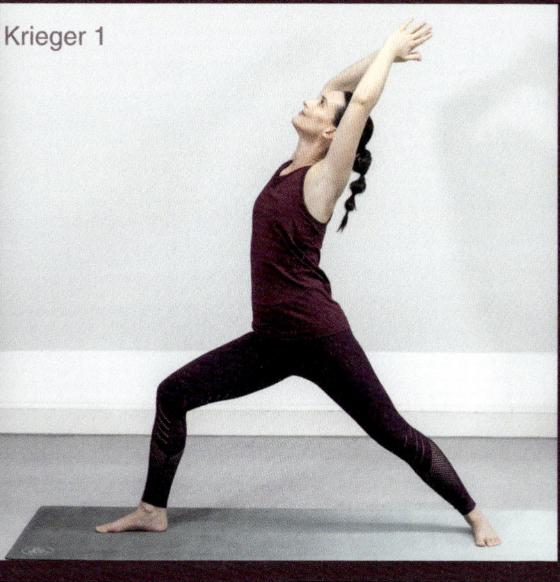

Krieger 2

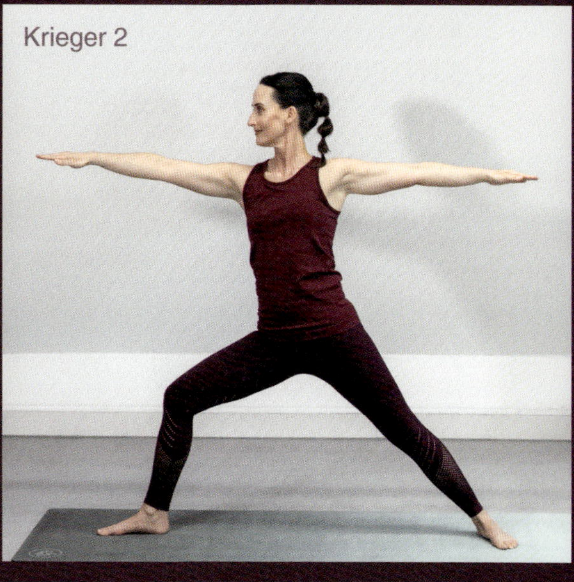

V1 Sollte dir die Dehnung in der Leiste und in der Oberschenkelvorderseite zu intensiv sein, dann setze das hintere Knie am Boden ab. Die Variante eignet sich auch bei Gleichgewichtsproblemen oder zu schwacher Beinmuskulatur.

V2 Löst Variante 1 ein unangenehmes Gefühl im Knie aus, dann probiere es mit dieser Version: Vermindere die Kniebeugung im vorderen Knie und verringere die Schrittlänge des hinteren Beins.

V3 Verschränke bei mangelnder Überkopfmobilität die Arme vor der Brust und fokussiere dich ganz auf die Dehnung und Kräftigung der Beine.

ARMWECHSEL IM ATEMRHYTHMUS

Du kannst im Rhythmus der Atmung zwischen Krieger 1 und 2 hin und her wechseln. Einatmend führst du die Arme im Krieger 1 nach oben. Ausatmend führst du die Arme in die Krieger-2-Position. So förderst du das Zusammenspiel von Brustwirbelsäule, Brustbein und Schultern und hast ein tolles Training.

Das ist wichtig:
Die korrekte und stabile Ausrichtung der Füße hilft dir, deine Balance zu finden. Je weniger du wackelst, desto besser können sich dein Körper und dein Geist so ausrichten, dass die Übung für dich stressabbauend wirkt und zur Regeneration führt.

Das spürst du:
Durch die Asana verbessert sich die Durchblutung. Deswegen kann es sein, dass du Wärme in deinem Körper spürst. Du merkst auch, dass du dich immer wieder ausgleichen musst, um deine Balance zu halten. Je länger du die Asana hältst, desto mehr melden sich deine Hüftmuskeln, denn die strengen sich gerade ganz schön an! Das kann am nächsten Tag auch mal Muskelkater geben.

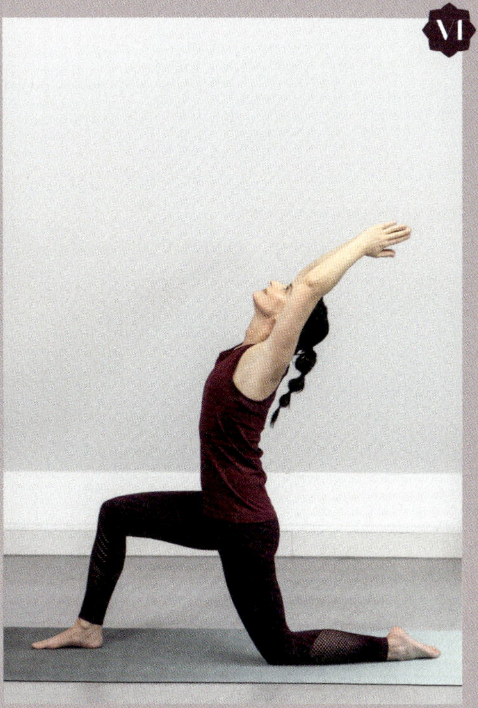
V1

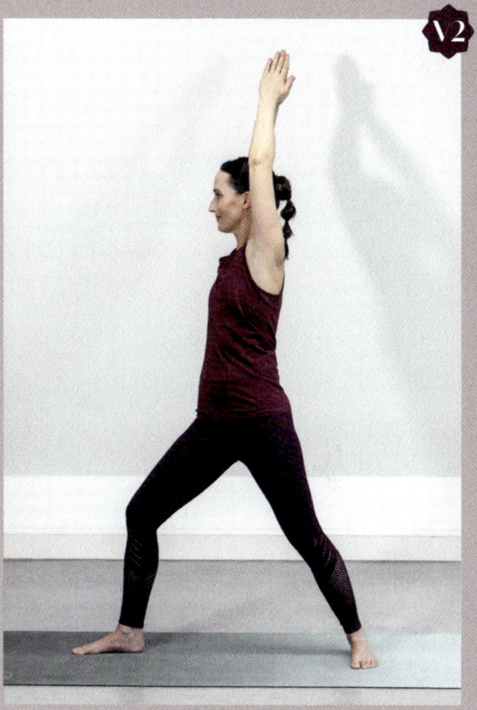
V2

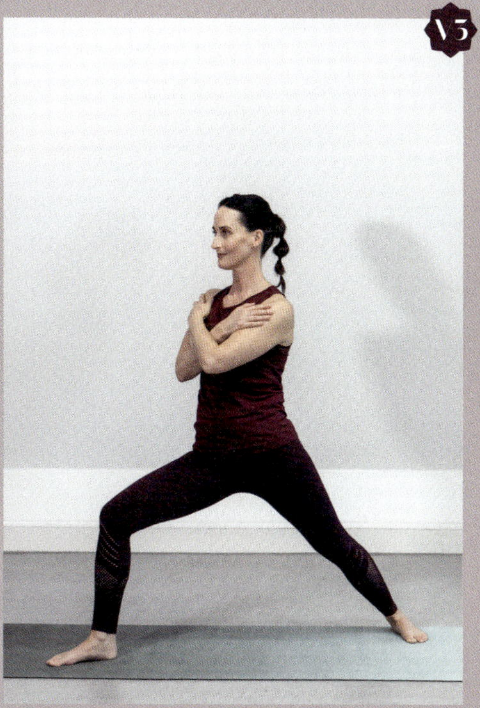
V3

Der Sonnengruß

In fast allen Yogastunden wird zu Beginn der Sonnengruß geübt: eine beliebte Asana-Abfolge mit zwölf Haltungen, die fließend ineinander übergehen. Der Flow aktiviert und erwärmt die gesamte Muskulatur und eignet sich gut zum Aufwärmen.

In meinen Yogastunden setze ich den Sonnengruß vorzugsweise im Mittelteil ein. Dann regt er das Herz-Kreislauf-System an und stärkt den Herzmuskel. Dabei kommt man ganz schön ins Schwitzen und baut Kondition auf – eine gute Ergänzung zu den Asanas, mit denen wir überwiegend die Beweglichkeit verbessern.

Jede einzelne Haltung hat darüber hinaus körperliche und geistige Wirkungen, die sich in Kombination und bei mehrfacher Wiederholung verstärken. Deswegen wird der Flow in der Regel mehrfach und im Seitenwechsel wiederholt.

Viele Yogis üben den Sonnengruß im Rhythmus der Atmung. Dann nimmt man in der ersten Position mit den gefalteten Händen vor dem Herzen einen Atemzug. Mit der nächsten Einatmung beginnt die Position 2, Berg mit nach oben gestreckten Händen. Ausatmend kommt man in die Stehende Vorbeuge, einatmend in den Sprinter. Im Brett wird die Atmung kurz angehalten und mit der Ausatmung kommt man auf dem Boden an und so weiter. In der Endstellung angekommen, lässt man die Atmung zur Ruhe kommen. Dadurch wird die Abfolge recht flott und man muss die Atemweise gut auf die Abfolge abstimmen können.

Ich empfehle dir, dein eigenes Tempo und deinen eigenen Atemrhythmus zu finden. Probiere ruhig verschiedene Möglichkeiten aus: Wenn dir eine Asana gefühlt gerade sehr guttut, dann bleibe über mehrere Atemzüge in der Position oder fokussiere dich statt auf die Atmung mehr auf die Wirkung, die von der Haltung auf dich übertragen wird.

Dass sich der Sonnengruß als fixes Element in so vielen Yogapraxen und über einen so langen Zeitraum etabliert hat, liegt an seiner besonderen Wirkung. Hier findest du die Effekte des Sonnengrußes auf einen Blick:

- Der Sonnengruß wärmt den Körper auf und bereitet ihn auf die Übung vor.
- Er dehnt, kräftigt und bewegt das gesamte Muskel-Skelett-System.
- Das Herz-Kreislauf-System kommt in Schwung, du baust Kondition auf.
- Durch den ausgewogenen Mix an Vorbeugen, Rückbeugen und Umkehrhaltungen harmonisierst du Körper und Geist.
- Der Sonnengruß regt alle Energiebahnen und -depots im Körper an und bringt die Energien wieder zum Fließen, so fühlst du dich vitalisiert und wach.
- Der Flow erweitert deine Atemräume und fördert die Synergie zwischen Beckenboden und Zwerchfell. Danach kannst du besser atmen.

Wer keine Zeit für eine ausführliche Übungspraxis hat, kann den Sonnengruß mehrfach wiederholen und hat damit innerhalb kurzer Zeit alle Muskeln einmal gedehnt und aktiviert.

Der klassische Sonnengruß und leichtere Varianten

Neben dem klassischen Sonnengruß möchte ich dir noch eine vereinfachte Variante vorstellen, für die man weniger beweglich sein kann. Ich stelle dir die klassischen Haltungen und die zugehörigen, sanfteren Varianten jeweils im Vergleich und detaillierter vor, damit du weißt, worauf es bei den Haltungen ankommt. Abschließend erhältst du noch zwei Übersichten, die du zum Üben aufschlagen kannst. Du kannst dir bei jeder Asana die Variante aussuchen, die für dich und deine Beweglichkeit am besten geeignet ist.

Für den Anfang empfehle ich dir vier bis sechs komplette Sonnengrüße zu machen, damit dein Kreislaufsystem in Schwung kommt und deine Muskeln warm werden. Ein Sonnengruß ist komplett, wenn du einen Durchgang mit dem rechten Bein und einen mit dem linken Bein gemacht hast. Wenn du möchtest, steigere die Anzahl der Durchgänge auf zehn und mehr, sobald du dich fitter und trainierter fühlst.

Ausgangsstellung

Falte im Stand die Hände vor der Brust zusammen. Die Füße stehen dicht nebeneinander. Richte das Becken auf und blicke nach vorn.

Das ist wichtig:
Stehe mit gleich viel Gewicht auf beiden Füßen. Lasse die Schultern entspannt hängen. Vermeide ein Hohlkreuz, indem du das Steißbein leicht nach unten und vorn schiebst.

V Stelle die Füße etwas weiter auseinander, ungefähr hüftbreit.

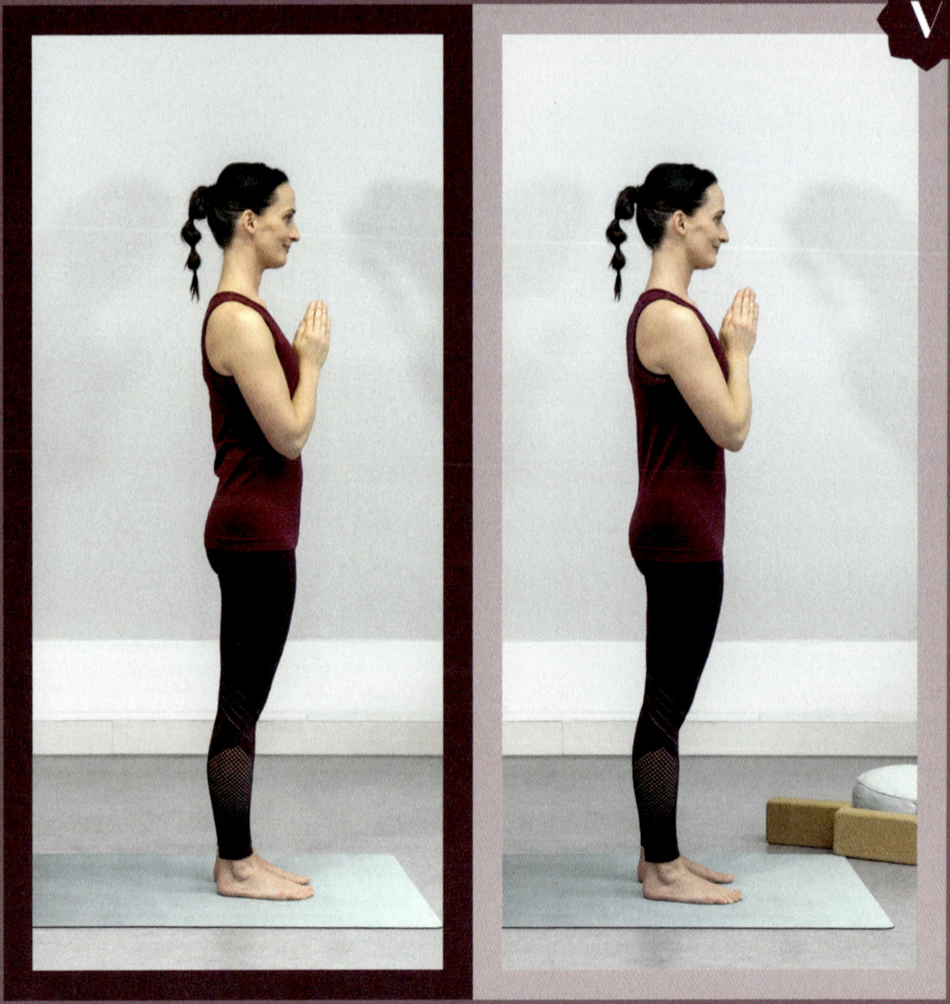

Berg mit nach oben gestreckten Armen

Führe die Hände gefaltet über dem Kopf nach oben. Deine Wirbelsäule streckt sich sanft in eine leichte Rückbeuge.

Das ist wichtig:
Vermeide es, dich zu sehr in der Lendenwirbelsäule zu überstrecken, das Steißbein bleibt nach unten und vorn gezogen. Die Dehnung kommt mehr aus den Hüftbeugern und aus der Brustwirbelsäule.

V Wenn sich dein unterer Rücken instabil anfühlt oder du die Arme nicht so gut über Kopf heben kannst, stütze deinen Rücken mit den Händen ab, anstatt die Arme zu heben.

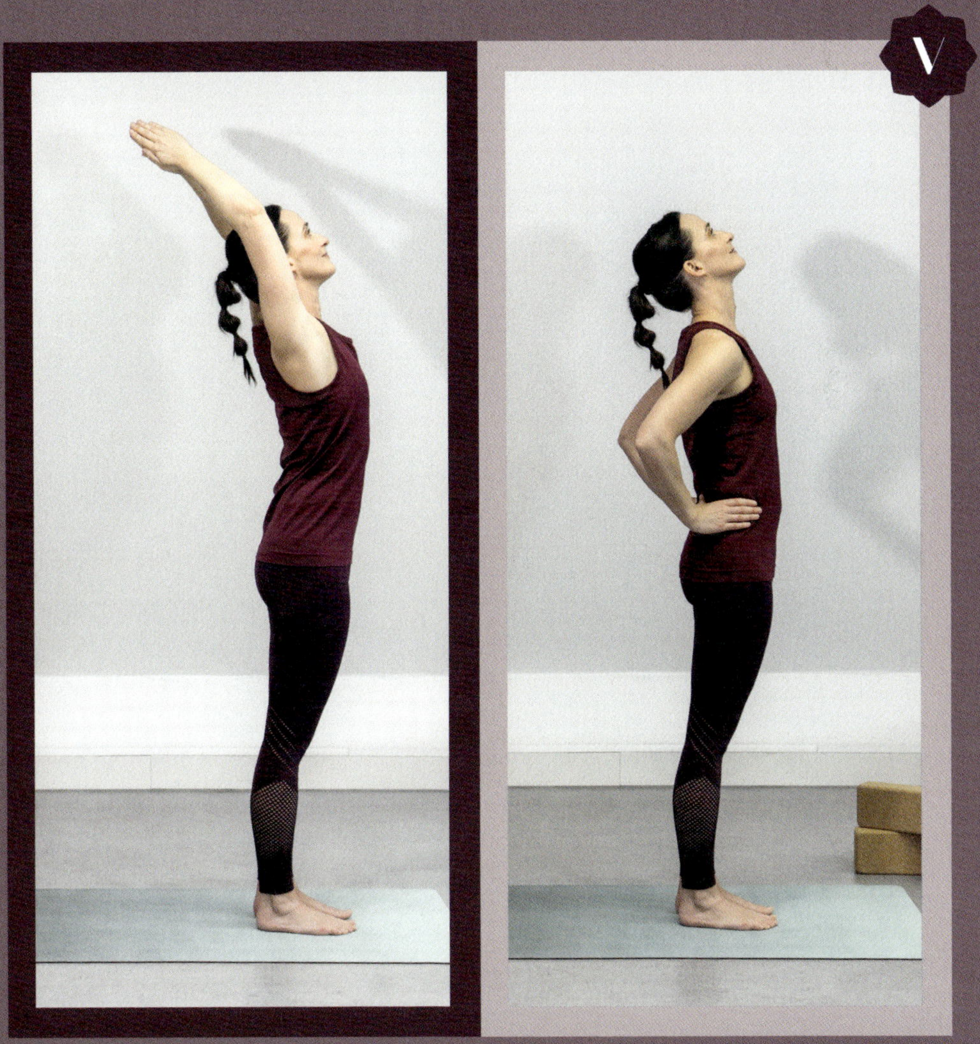

Stehende Vorwärtsbeuge

Beuge dich mit dem Oberkörper nach vorn und setze die Hände vor den Füßen ab. Wenn du die Handflächen ganz auf dem Boden ablegst, hast du einen zusätzlichen, erdenden Effekt.

Das ist wichtig:
Lasse die Beine nach Möglichkeit gestreckt, die Knie sind jedoch weich und bleiben federnd. Das Becken und die Sprunggelenke bilden in etwa eine Linie. Der Kopf muss sich entspannen können.

V Umfasse beide Ellenbogen mit deinen Händen, sodass deine Arme ein lockeres Paket bilden, und beuge die Knie ein wenig. Wenn du möchtest, kannst du dich in dieser sanften Umarmung locker zu den Seiten hin und her schaukeln.

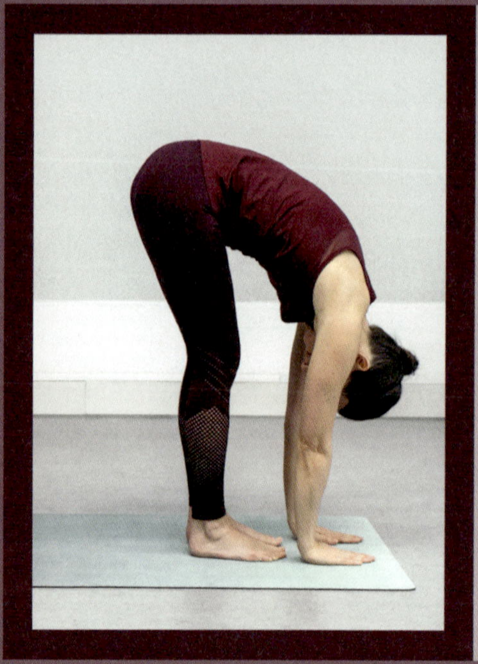

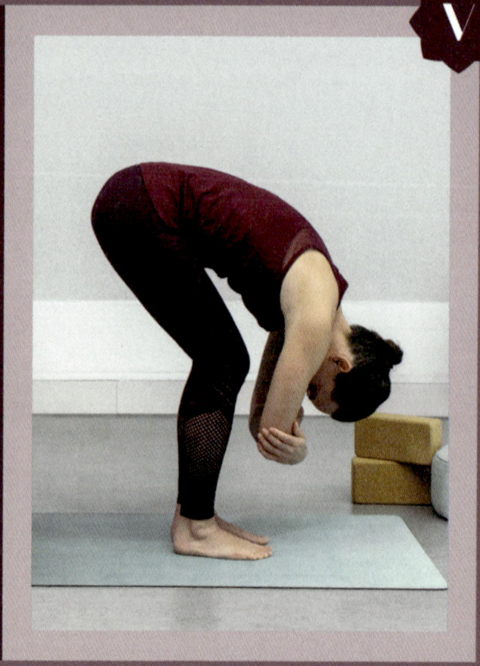

V

Sprinter

Mache mit dem rechten Bein einen Schritt nach hinten. Der Oberkörper richtet sich auf, die Wirbelsäule streckt sich und der Blick ist nach vorn gerichtet.

Das ist wichtig:
Lasse den Rücken gerade, die Finger dürfen dafür aufgestellt sein. Achte auf den vorderen Kniewinkel und lasse ihn nicht zu eng werden.

V Nimm dir Blöcke zu Hilfe, auf denen du dich mit den Händen abstützen kannst. Dadurch gewinnst du mehr Platz, um das Bein nach vorn zu bewegen, und kannst die Brustwirbelsäule leichter strecken. Der Sprinter wird insgesamt leichter, wenn du das Knie am Boden absetzt.

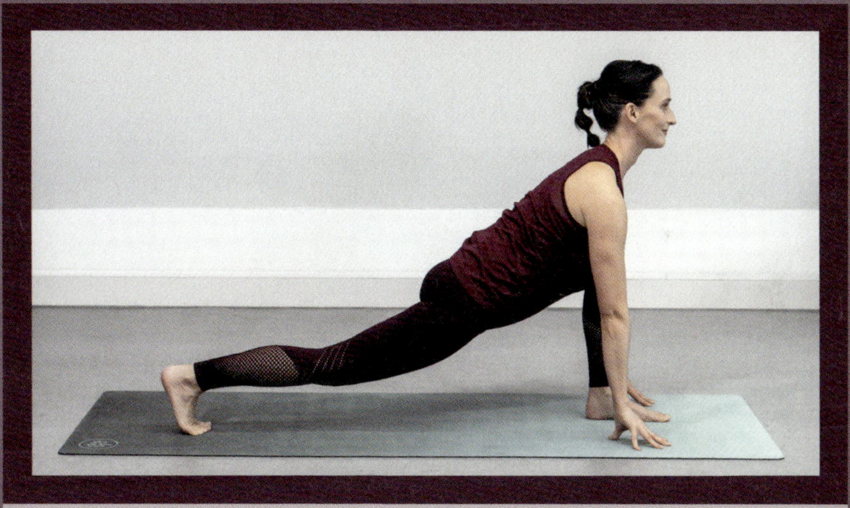

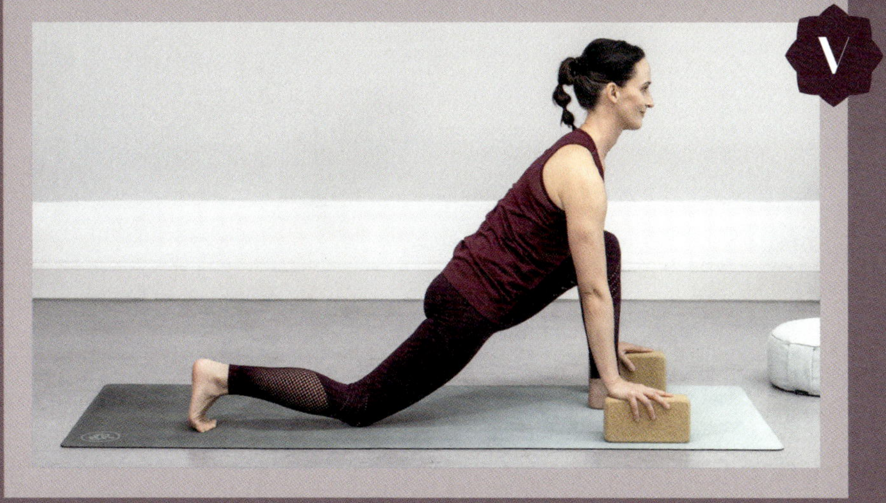

Das Brett

Ziehe den linken Fuß ebenfalls nach hinten, sodass du in einem Liegestütz landest. Der Rücken und der Hals bilden eine gerade Linie.

Das ist wichtig:
Lasse dich nicht hängen! Ziehe als Hilfestellung den Bauchnabel zur Wirbelsäule und drücke die Hände kräftig in den Boden. Die Brustwirbelsäule ist in der Streckung aktiviert: Ziehe dafür die Schultern leicht nach hinten und die Schulterblätter in Richtung Wirbelsäule.

V Statt in die Liegestützhaltung zu kommen, wähle den Vierfüßlerstand, bis deine Muskeln kräftig genug sind, um das Brett zu halten.

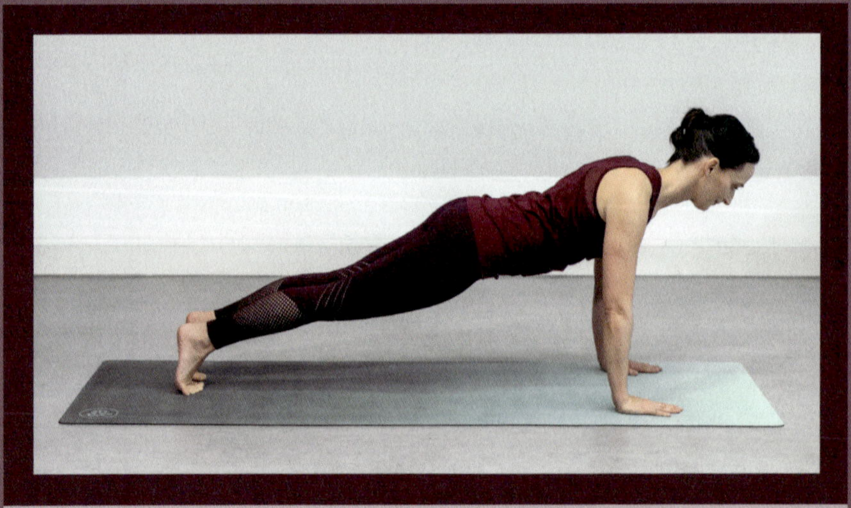

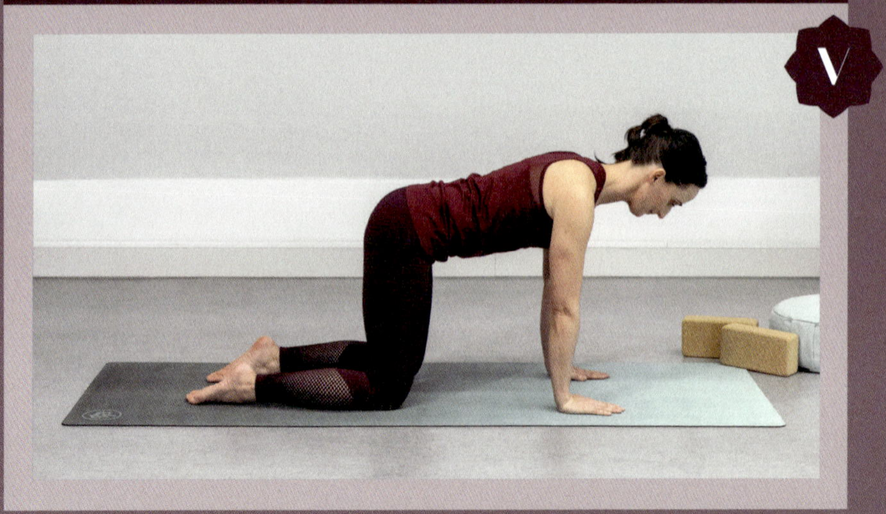

Auf dem Boden ankommen

Setze nacheinander Knie, Brust und Stirn auf der Matte ab. Die Arme sind abgestützt und die Handflächen liegen auf dem Boden unter den Schultergelenken.

Das ist wichtig:
Da die Haltung ungewohnt ist, vergisst man manchmal, weiter zu atmen. Achte also ganz besonders auf eine fließende Atmung.

V Komme in die bequeme Bauchlage und leite diese ein, indem du die Knie am Boden absetzt.

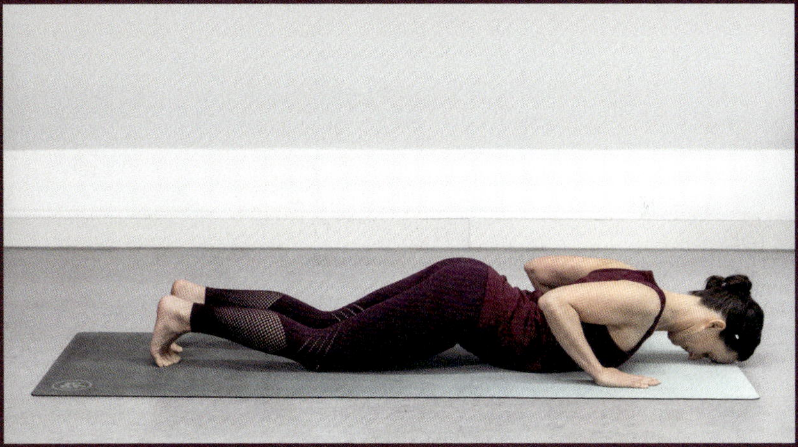

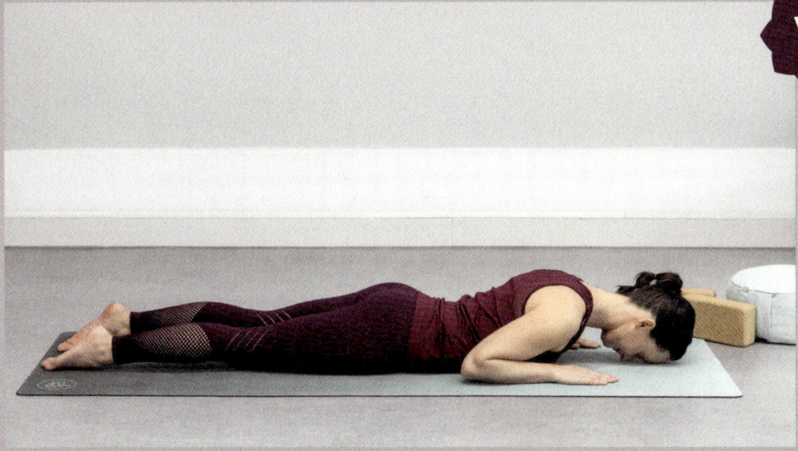

Kobra

Die Hände liegen unter den Schultern auf der Matte. Die Ellenbogen sind gebeugt. Hebe den Oberkörper mit Kraft deiner Rückenmuskeln an. Die Fußrücken liegen am Boden, der Blick ist nach vorn ausgerichtet und die Brustwirbelsäule in Streckung. Wenn du dann in den Herabschauenden Hund wechselst, drücke dich mit den Händen vom Boden ab.

Das ist wichtig:
Vermeide einen Rundrücken in der Brustwirbelsäule: Ziehe die Schultern etwas nach hinten zurück und die Schulterblätter noch näher und bewusster an die Wirbelsäule heran. Ziehe die Ellenbogen eng an den Körper heran.

V Rutsche mit den Händen weiter nach vorn und unterstütze dein Brustbein mit einem Yogakissen oder Block. Dadurch entlastest du hinten die Haltemuskulatur, falls diese noch nicht so kräftig ist.

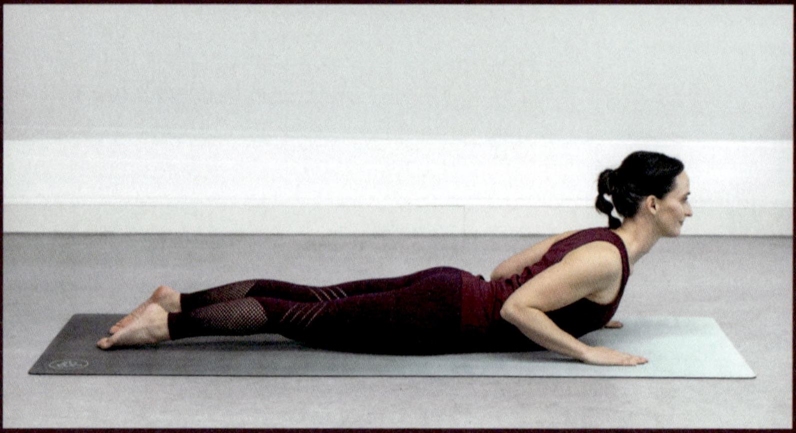

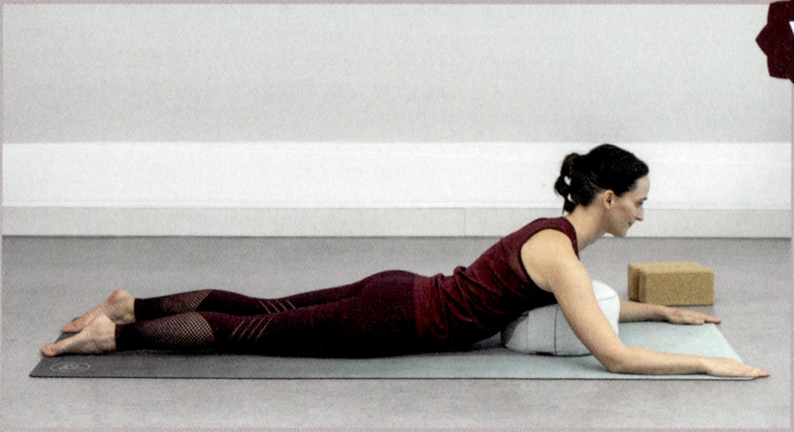

V

Herabschauender Hund

Setze die Zehenspitzen auf, hebe das Becken nach oben, sodass dein Steißbein zum Himmel zeigt und deine Körpersilhouette wie ein Dreieck aussieht. Die Arme und die Knie sind durchgestreckt, der Rücken ist lang. Falls du die nötige Flexibilität hast, stelle den ganzen Fuß auf die Erde.

Das ist wichtig:
Der Kopf ist in Verlängerung der Wirbelsäule ausgerichtet. Vermeide es, ihn zu strecken und anzuspannen! Achte auf deine Knie, sie sollten mittig ausgerichtet sein.

Nimm dir zwei Blöcke und stütze deine Hände darauf ab. Beuge die Knie so weit an, dass die Haltung für dich gut machbar wird, du aber trotzdem noch einen Zug in den hinteren Beinmuskeln spürst. Führe die Fersen nicht ganz zum Boden.

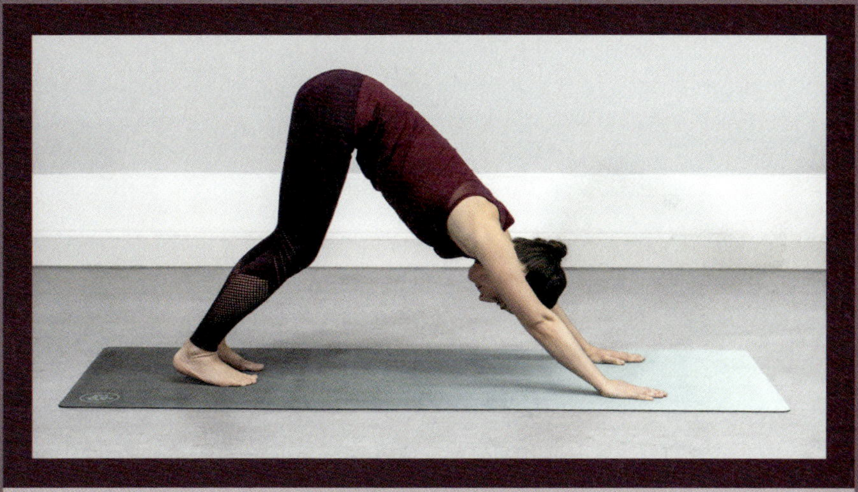

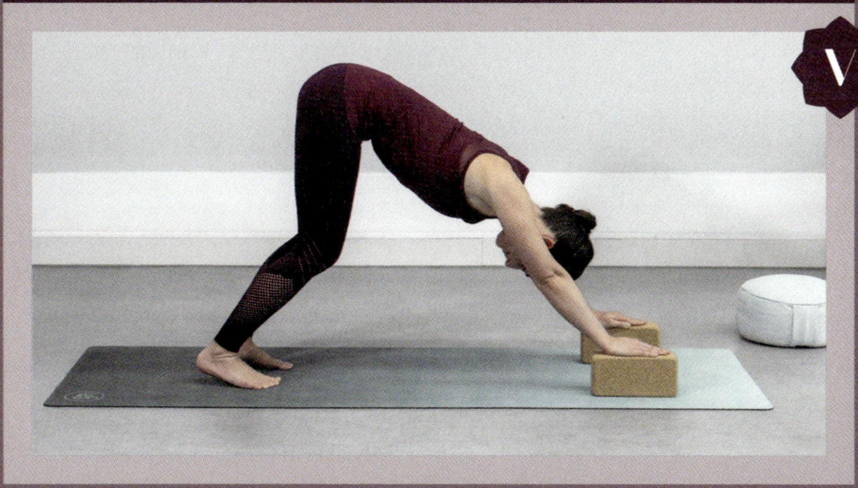

Sprinter

Das rechte Bein macht einen Schritt nach vorn zwischen deine Hände. Dabei richtet sich der Oberkörper wieder auf, wie oben, als du zum ersten Mal in den Sprinter gekommen bist.

Das ist wichtig:
Setze dein Bein bewusst und kontrolliert nach vorn, lasse dich nicht nach vorn fallen.

V Für einige Yogis ist es schwer, das hintere Bein nach vorn zu ziehen. Oft ist dafür ein Platzproblem die Ursache. Probiere aus, die Hände auf Blöcken abzulegen, dadurch entsteht mehr Raum unter deinem Rumpf. Komme beim Standbein auf die Zehenspitzen. Beuge das Knie des Spielbeines weiter an, ziehe es dicht an den Bauch und hebe das Steißbein höher in Richtung Himmel. Jetzt hast du mehr Platz, um den Fuß nach vorn zu ziehen und zwischen den Händen abzustellen.

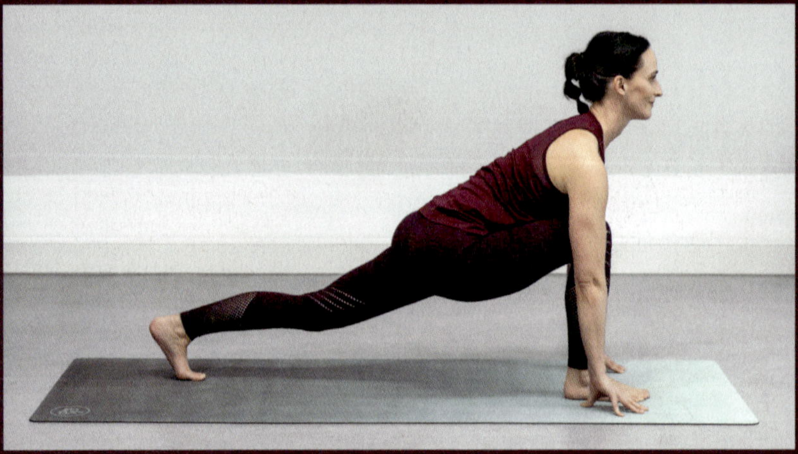

V

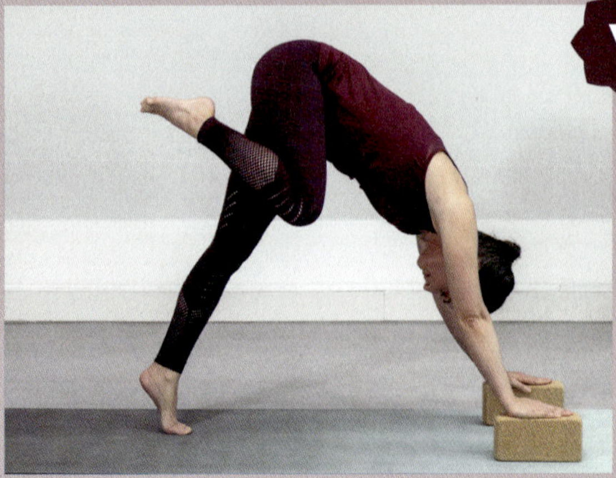

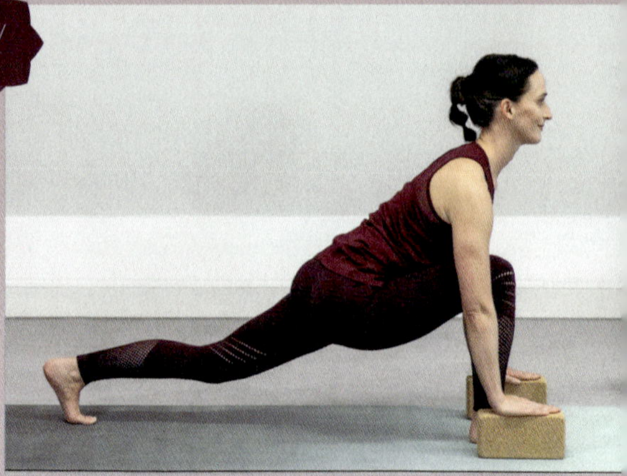

Stehende Vorwärtsbeuge

Ziehe auch das linke Bein nach vorn, sodass du wieder in die Vorbeuge kommst.

Das ist wichtig:
Achte darauf, den Kopf nicht Richtung Knie zu ziehen und anzuspannen. Lasse den Kopf locker hängen und die Schulter-Nacken-Partie entspannt.

V Beuge die Knie so weit an, dass die Dehnung in der Beinrückseite nachlässt und angenehmer wird. Du kannst auch die Knie beugen und dich mit den Händen auf den Oberschenkeln abstützen.

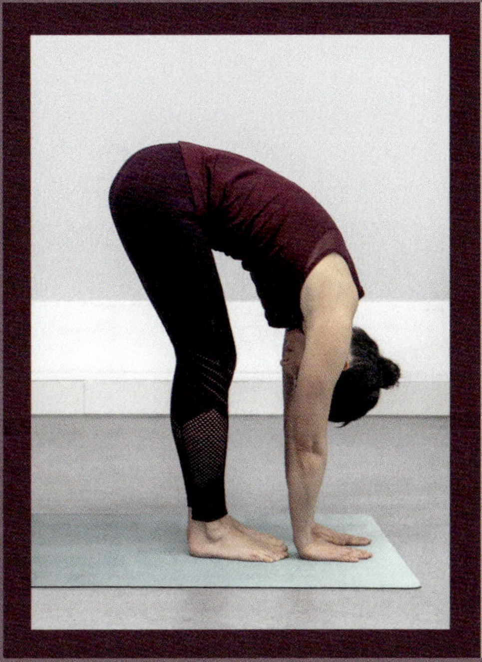

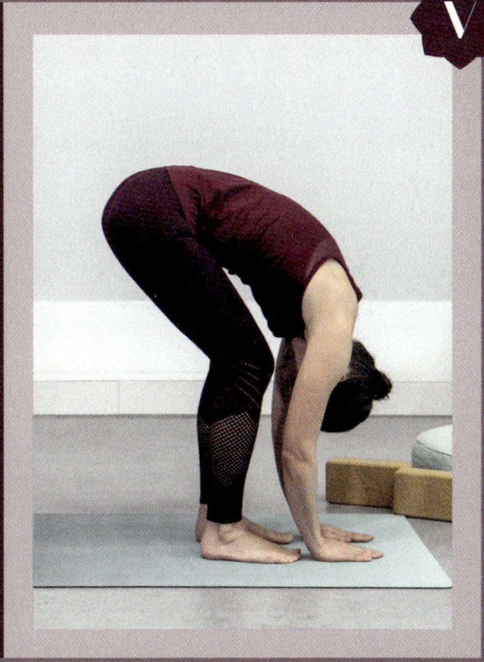
V

Berg mit nach oben gestreckten Armen

Richte dich Wirbel für Wirbel zurück in die Berghaltung mit gestreckten Armen auf. Die Hände sind gefaltet, die Brustwirbelsäule sanft gestreckt. Komme in eine leichte Rückbeuge.

Das ist wichtig:
Lasse dich nicht ins Hohlkreuz sinken! Die Streckung der Wirbelsäule wird aus den Hüftbeugern und aus der Brustwirbelsäule initiiert.

V Wenn du den Kopf nicht in den Nacken legen kannst, hilft es, den Kopf mit den Händen abzustützen. Lege dann den Kopf vertrauensvoll in deine Handschüssel ab und bestimme den Grad der Streckung über die Hände. Die Bewegung ist für die meisten dann angenehm, weil die Halsmuskeln passiv und entspannt bleiben.

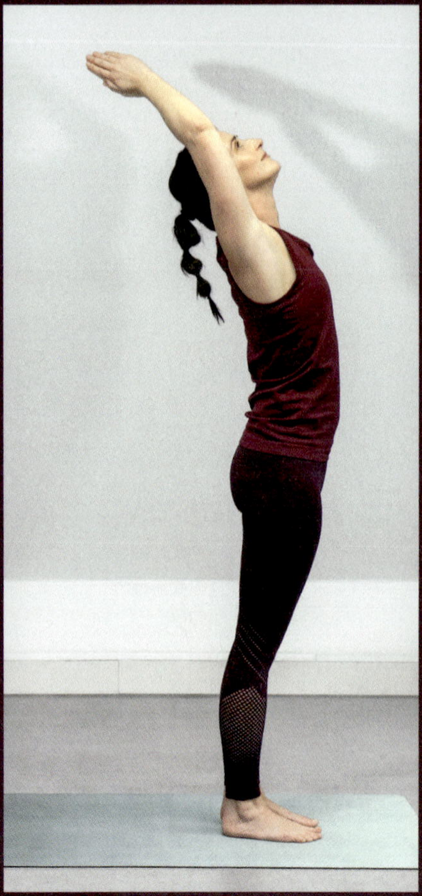

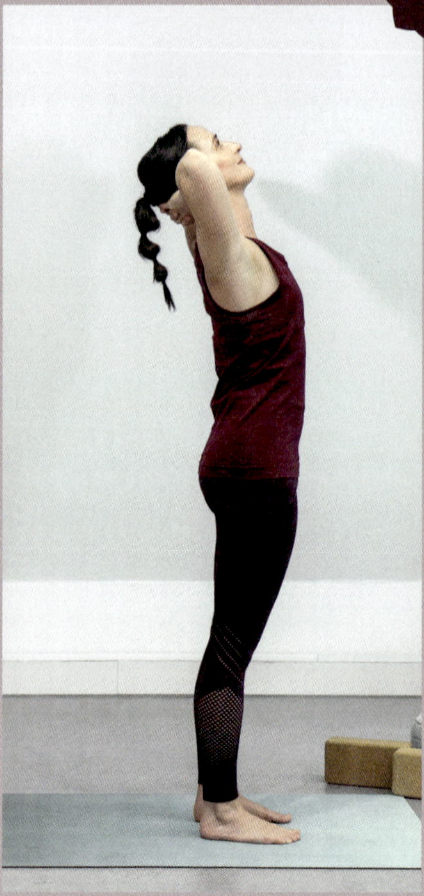

Endstellung

Führe die gefalteten Hände an dein Herz. Richte den Blick nach vorn aus und lasse dein Steißbein wieder leicht nach unten und vorn zeigen, damit sich das Becken gerade ausrichtet. Halte einen Moment inne und beginne dann den Sonnengruß auf der anderen Seite mit dem linken Bein.

Das ist wichtig:
Falls die Schultern hochgezogen sind, entspanne sie und lasse die Schultern sinken. Die Füße sind stabil – auf beiden Beinen lastet gleich viel Gewicht. Richte das Becken auf, um eine übermäßige Streckung der Lendenwirbelsäule zu vermeiden.

V Auch hier kannst du die Füße wieder etwas weiter auseinanderstellen. Nimm dir in der Endstellung einen Moment Zeit, um die Wirkung und den Energiefluss des Sonnengrußes in dir wirken zu lassen. Nimm wahr, dass du gerade viel für deinen Körper getan hast! Beginne dann den Sonnengruß auf der anderen Seite mit dem linken Bein.

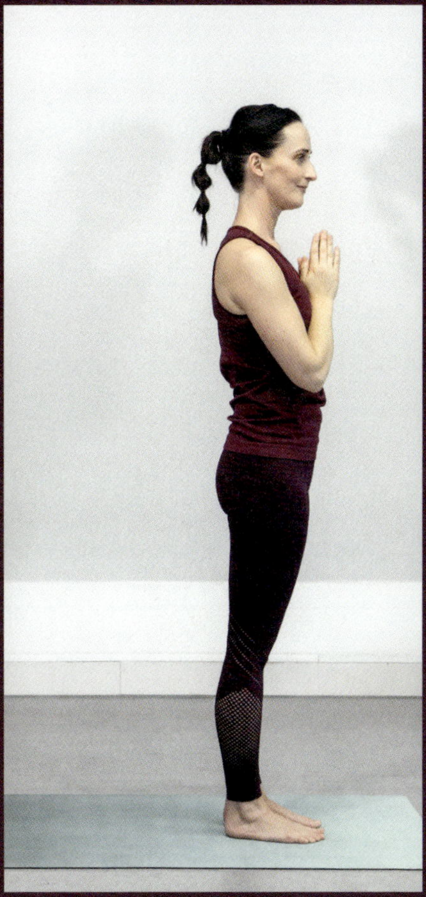

V

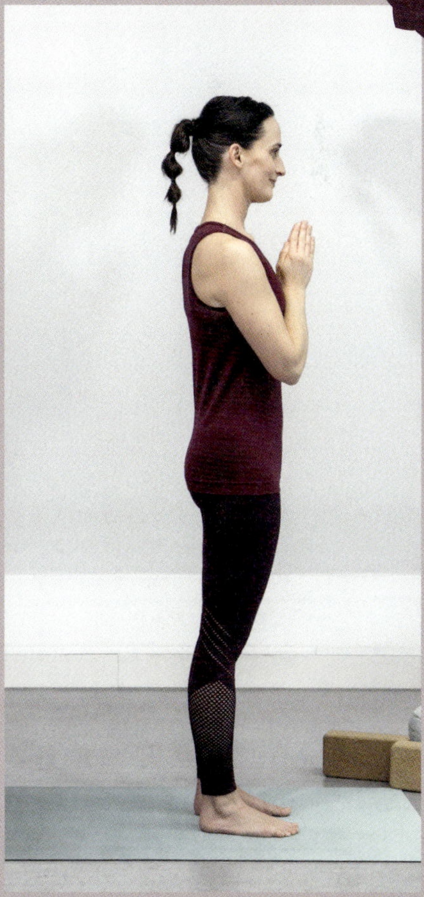

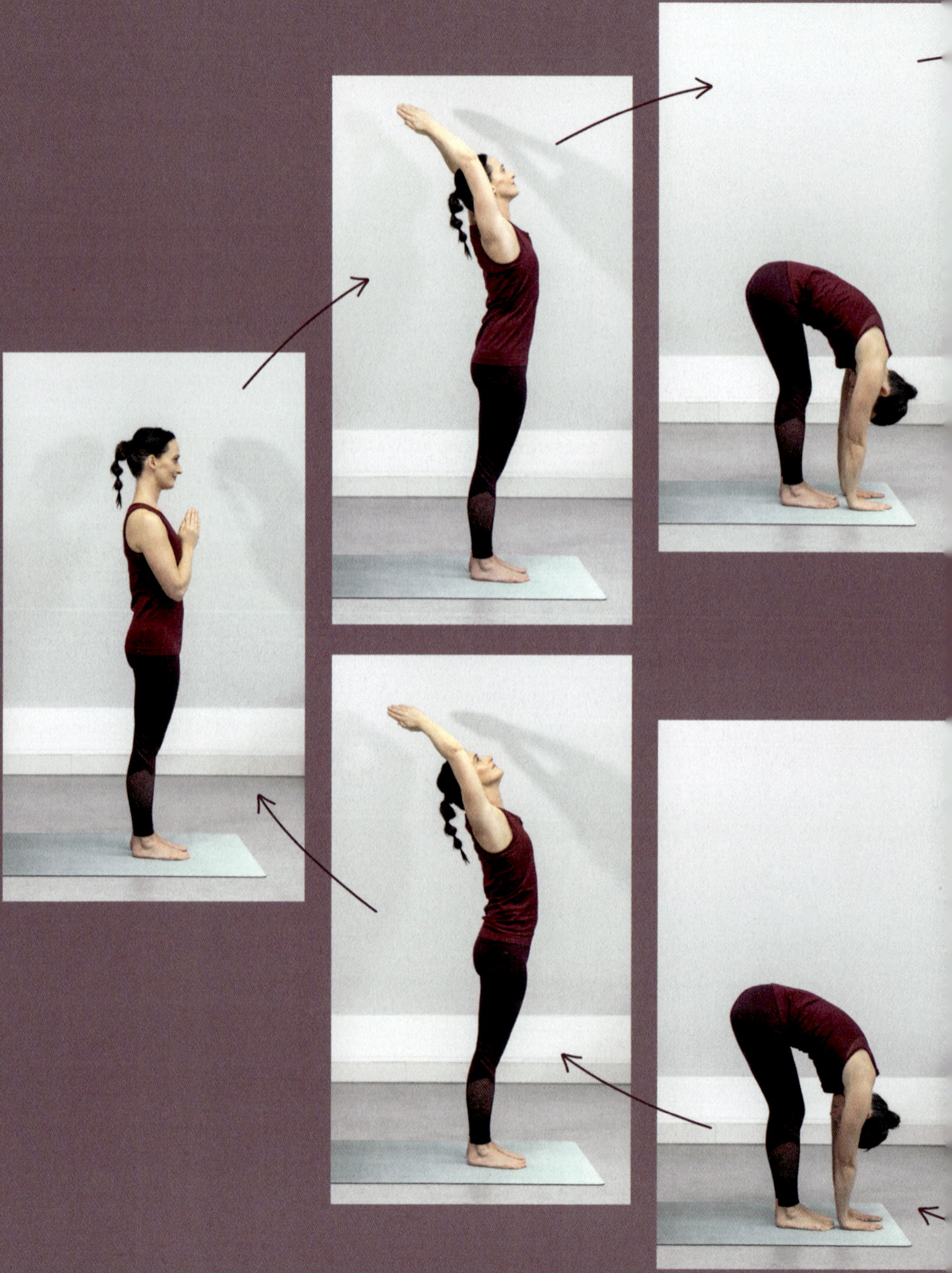

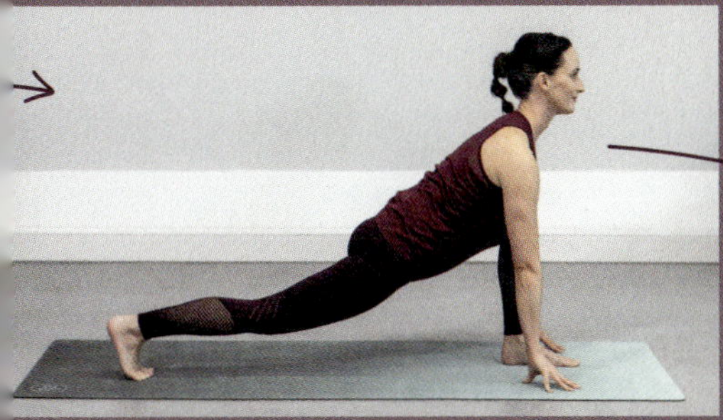

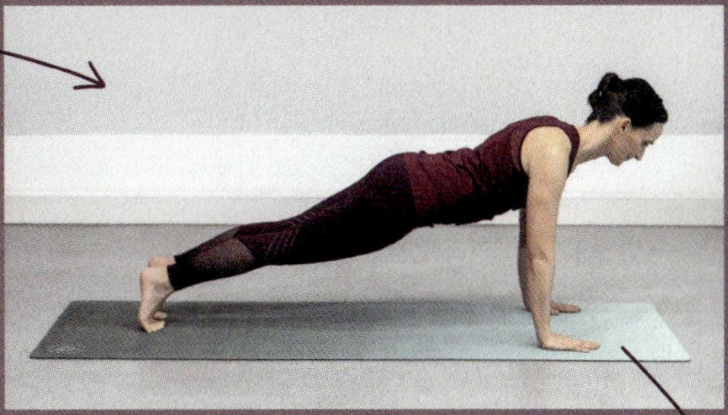

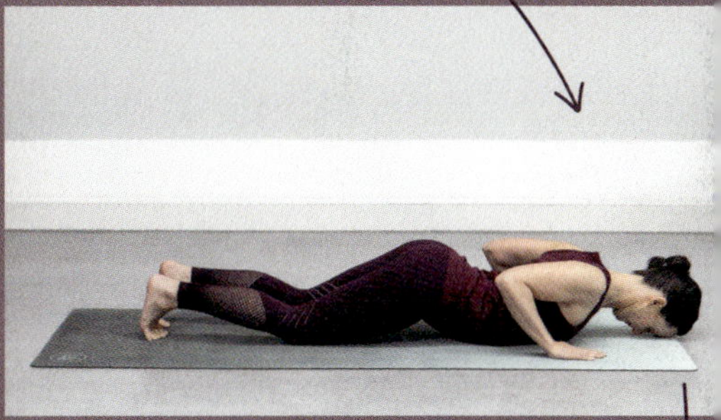

Der klassische
Sonnengruß
auf einen Blick

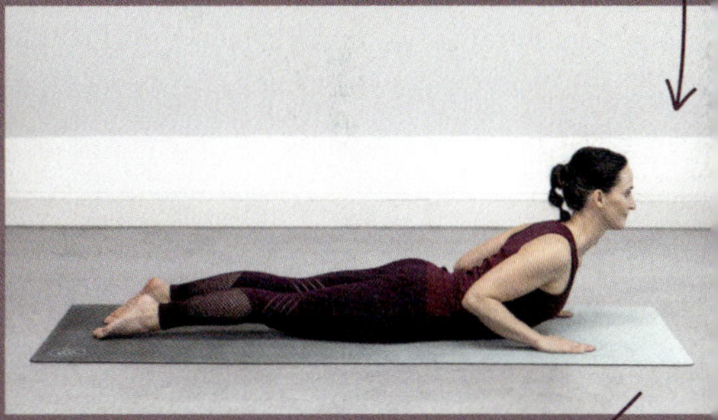

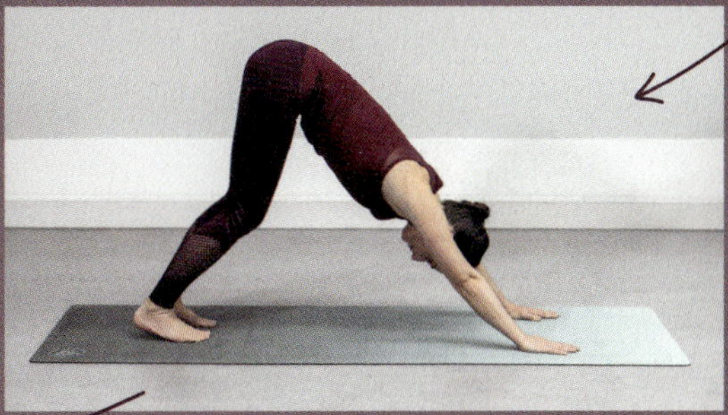

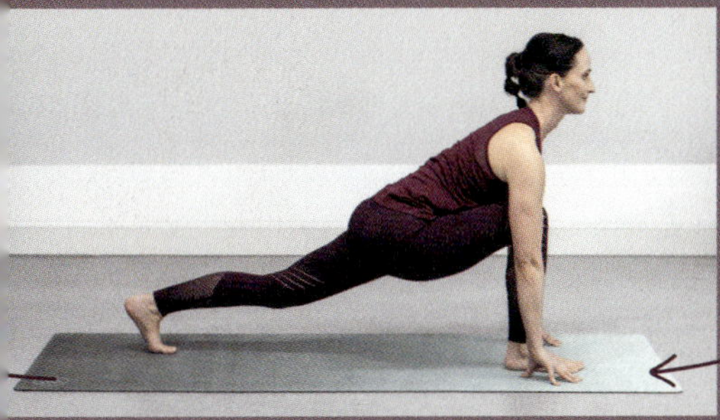

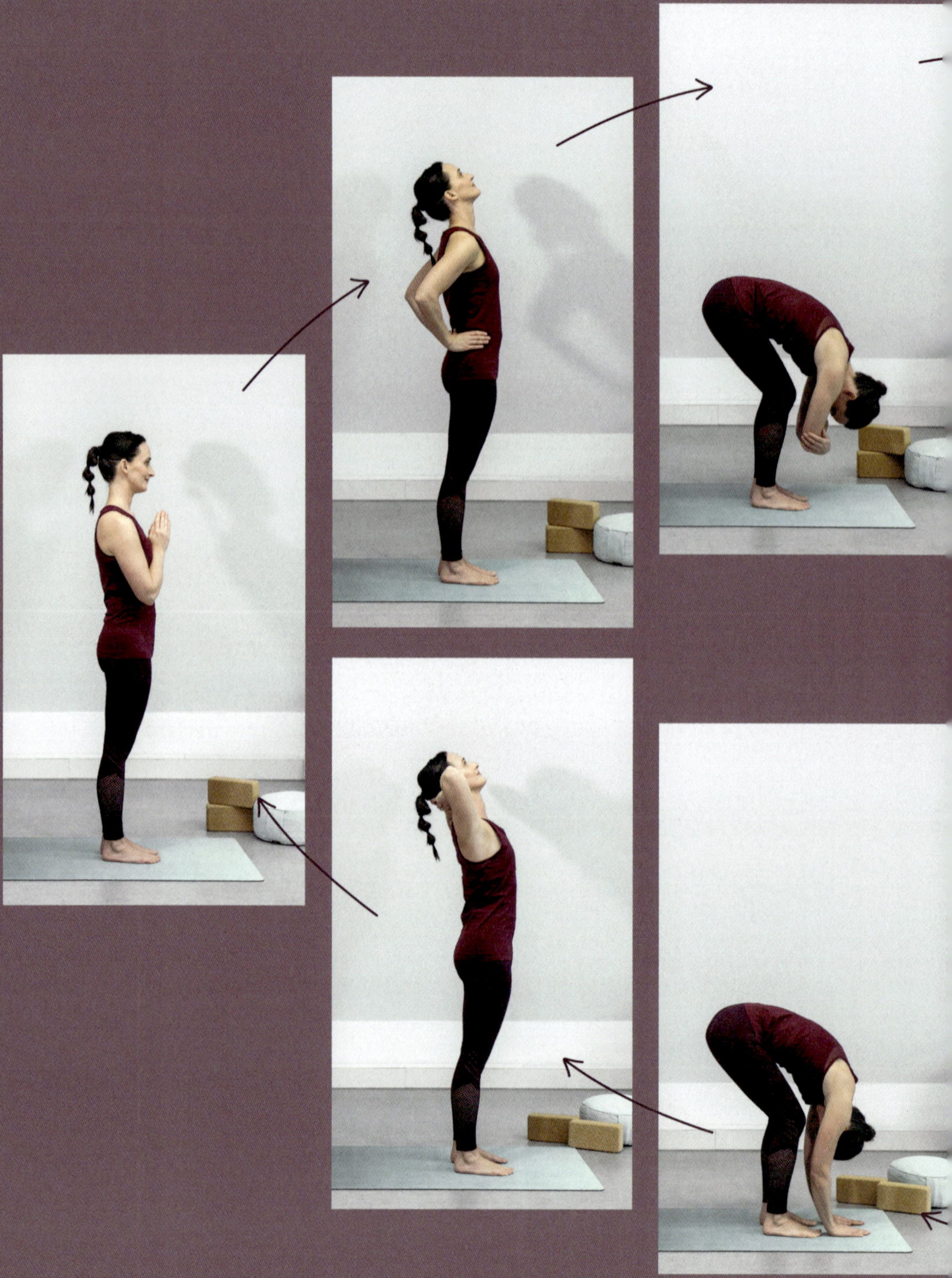

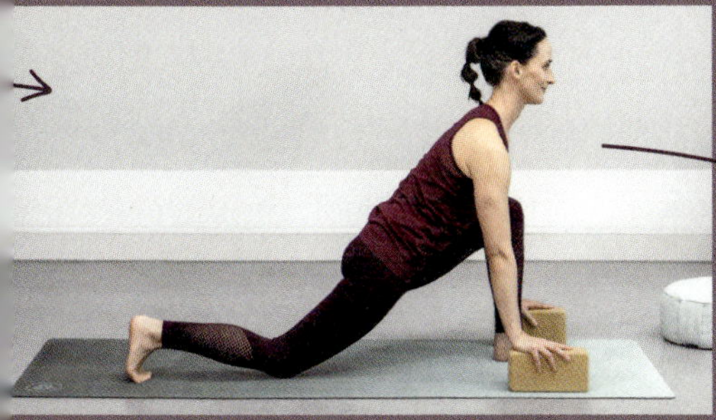

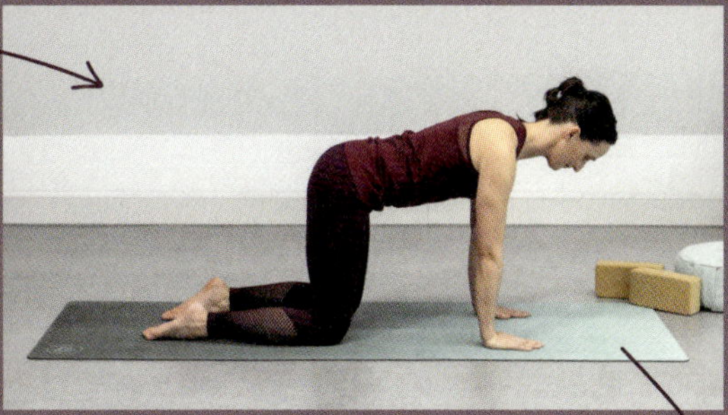

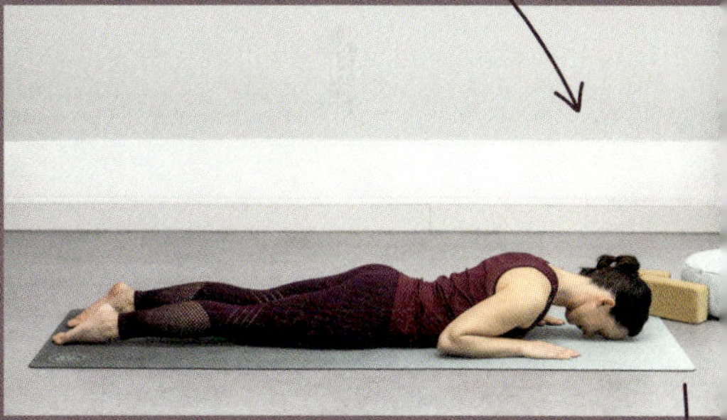

Die vereinfachte
Sonnengruß-Variante
auf einen Blick

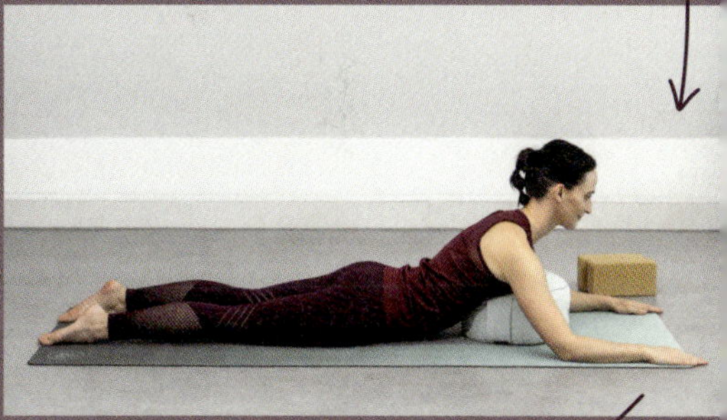

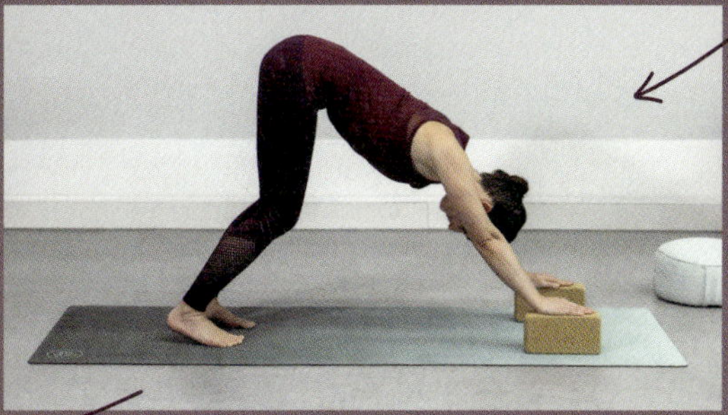

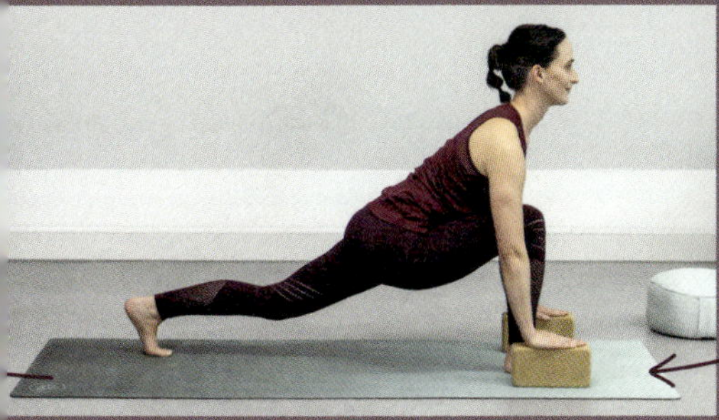

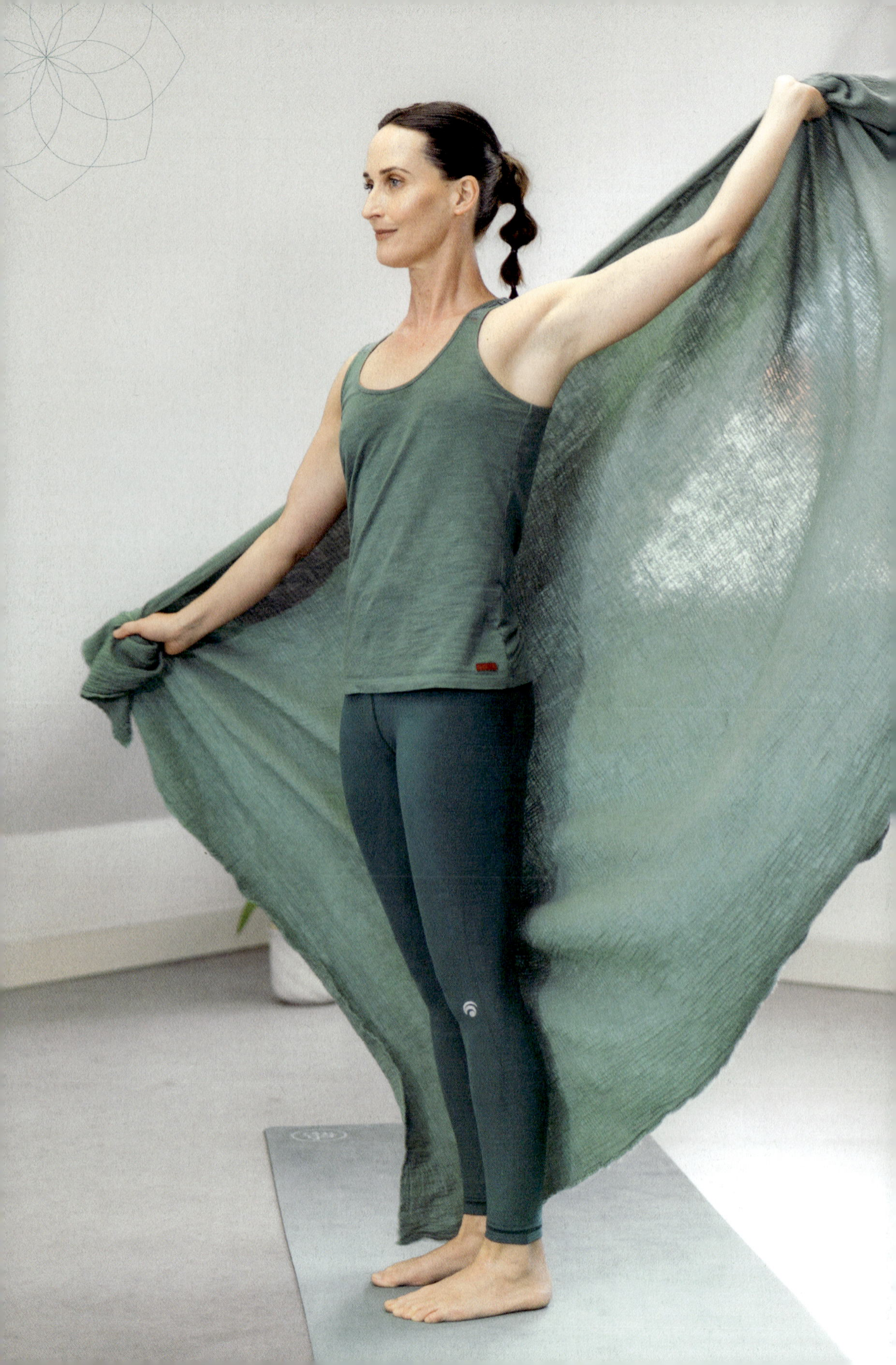

3 Yogasequenzen für mehr Beweglichkeit

Yogaflows bei häufigen Bewegungseinschränkungen

In diesem Kapitel findest du als Anregung Yogasequenzen für alle Körperregionen, die besonders häufig von Bewegungseinschränkungen betroffen sind. Außerdem erfährst du, welches die jeweiligen Schlüsselzonen beim Üben sind, sodass du diese gezielt mit Asanas angehen kannst. Praktische Tipps und vertiefendes Wissen helfen dir, mit den Yogaflows schnelle und nachhaltige Erfolge zu erzielen. Die Flows sind aus den 15 Asanas und den Haltungen in den Bewegungstests zusammengestellt.

Damit du gleich loslegen kannst, findest du jeden Übungsflow jeweils zusammengefasst auf einer Doppelseite als Übersicht. Falls du dir bei einzelnen Asanas unsicher bist, kannst du jederzeit im Buch blättern und nochmal nachlesen. Die Asanas, mit denen du hauptsächlich Faszien dehnen kannst, werden länger gehalten (drei bis fünf Minuten). Beginne und beende deinen Flow immer mit einer Entspannungstechnik, wie »Körperzeichen wahrnehmen« auf Seite 64 oder »Anspannen und entspannen« auf Seite 67 und verknüpfe deine Sequenz mit Pranayama (Blasebalg-Atmung, Seite 62) und mit Lockerungsübungen wie Katze-Kuh auf Seite 32 oder Paket auf Seite 54.

Generell solltest du deine Yogapraxis ausfallen lassen, wenn du eine Erkältung oder einen fieberhaften Infekt hast, dir sehr schwindelig ist, du akute Gelenk- oder Schleimbeutelentzündungen hast oder wenn du frisch operiert bist. Falls du dir unsicher bist, frage deine Ärztin, deinen Physiotherapeuten oder Yogalehrende, ob du den Flow ausführen darfst oder ob sich der Flow für dich individuell anpassen lässt.

Ich wünsche dir ganz viel Spaß, viele Erfolge und Freude beim Üben, und wer weiß, vielleicht kann dich Yoga genauso begeistern wie mich!

Bewegliche Arme: Yogasequenz für den Schultergürtel

Bei allen Überkopfbewegungen braucht es ein reibungsloses Zusammenspiel der Brustwirbelsäule, der Schulterblätter und des Schultergelenks. Das Kuriose ist: Dein Schultergelenk kann einwandfrei beweglich sein und dennoch kannst du die Arme nicht über Kopf bewegen!

Falls die Brustwirbelsäule stärker gerundet *(kyphosiert)* ist oder wenn der Schulter-Nacken-Bereich so verspannt ist, dass die Muskeln an den Schulterblättern ziehen, wird es unmöglich, die Arme gerade bis über den Kopf zu strecken. Die limitierenden Faktoren für deine Überkopfmobilität sind dann nicht die Arme, sondern die mangelnde Fähigkeit zur Streckung innerhalb der Brustwirbelsäule und die eingeschränkte, selektive Beweglichkeit der Schulterblätter. Verpasst du es, diese Körperregionen zu mobilisieren, wirst du früher oder später degenerative Veränderungen und Bewegungseinschränkungen in den Schultergelenken bekommen.

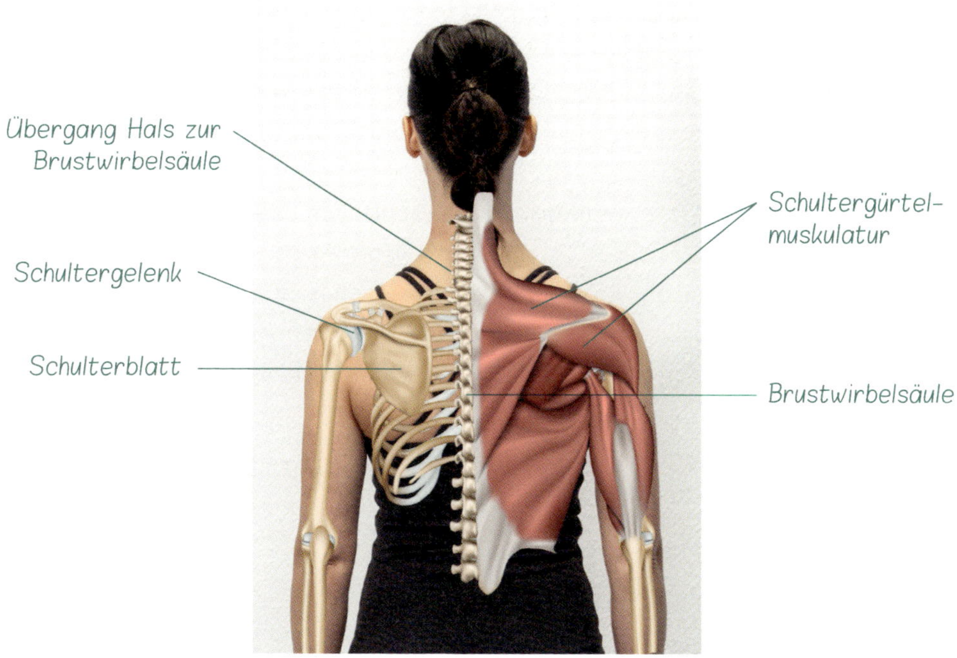

Schlüsselzonen bei der Überkopfmobilität: Brustwirbelsäule, Schulterblätter und Schultergelenk.

Die häufigsten Ursachen für mangelnde Überkopfbeweglichkeit sind berufliche Tätigkeiten mit einseitigen Überkopfbewegungen (Maler- oder Schreinerarbeiten) oder Beschäftigungen wie Büroarbeit oder Kassiertätigkeit, bei denen man viel sitzt. Weitere Ursachen für mangelnde Überkopfbeweglichkeit sind altersbedingte Verschleißerscheinungen oder bestimmte Sportarten wie Gewichtheben und Tennis.

Wenn du starke Bewegungseinschränkungen oder sogar Schmerzen bei den Überkopfbewegungen hast, solltest du andauernde Überkopfbewegungen wie Fensterputzen im Alltag vermeiden. Damit deine Schultergelenke nicht zunehmend steifer werden, ist es wichtig, ihnen trotzdem das gesamte Bewegungsspektrum anzubieten. Wenn du dir unsicher bist, hole dir von Physiotherapeuten individuelle Tipps. Mit den Überkopf-Mobilitätstests (Seite 39) lassen sich deine Fortschritte überprüfen.

Das ist wichtig:
Bewege die Hände beim Üben nur so weit über Kopf, wie es dir schmerz- und stressfrei möglich ist. Übe andernfalls mit sanften Varianten oder beginne mit einer Yin-Haltung, die deine Schultern und den Brustkorb (etwa der Schmetterling im Liegen mit Bolster, Seite 84) dehnt. Bei Schmerzen wähle im Krieger und beim Sonnengruß zunächst Varianten, bei denen du die Arme nicht über Kopf hebst, sondern an den Rücken legst.

Dein Flow für bewegliche Arme

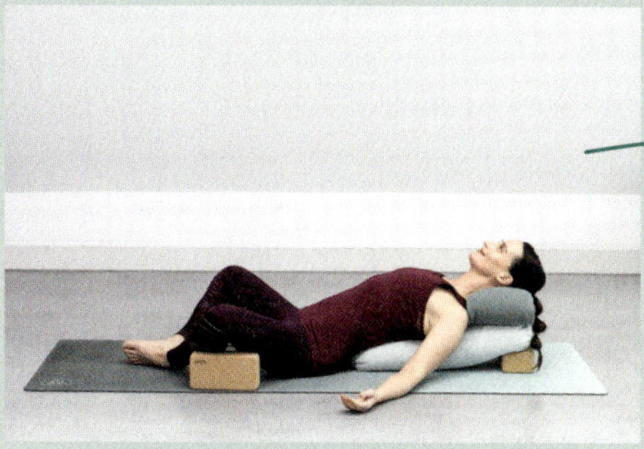

Schmetterling im Liegen Variante 2 (Seite 84)

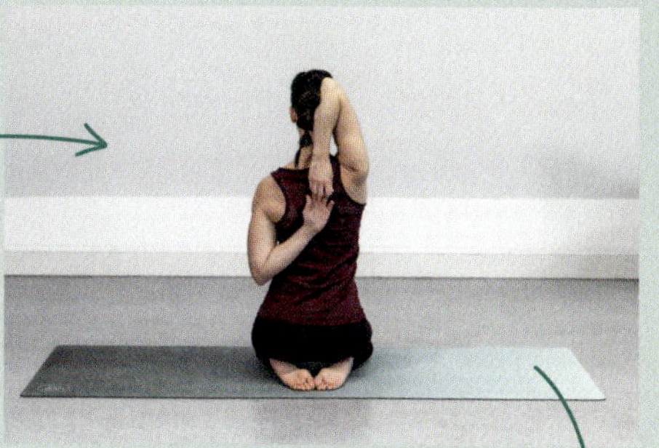

Kuhgesicht (Seite 96)

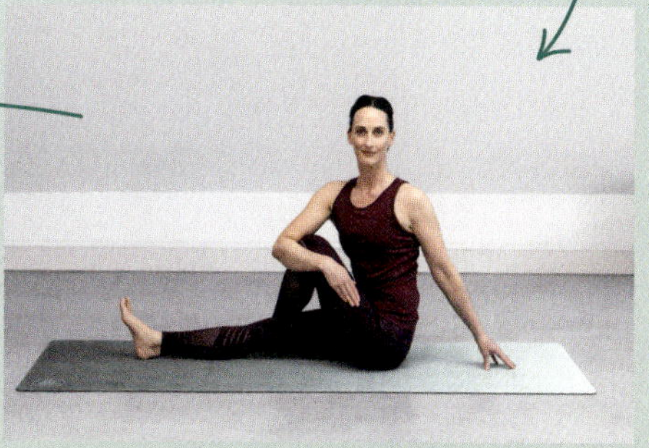

Drehsitz (Seite 93)

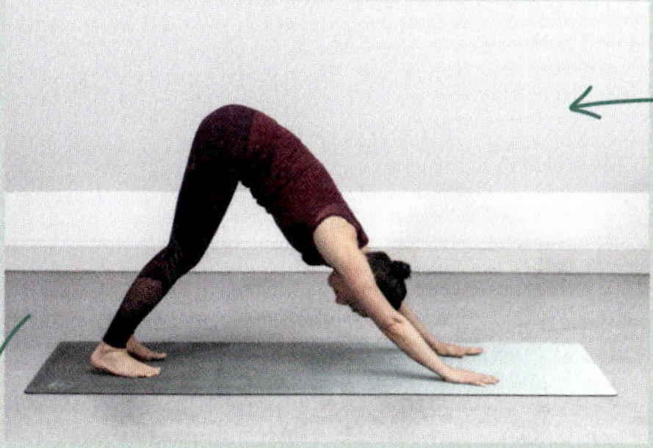

Herabschauender Hund (Seite 100)

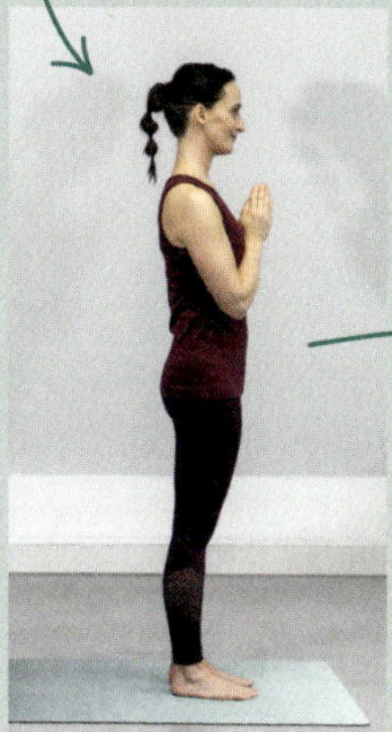

Sonnengruß (Seite 110)

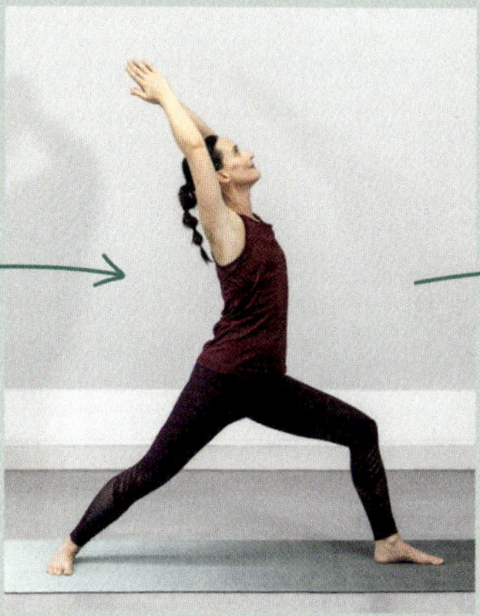

Krieger (Seite 107)

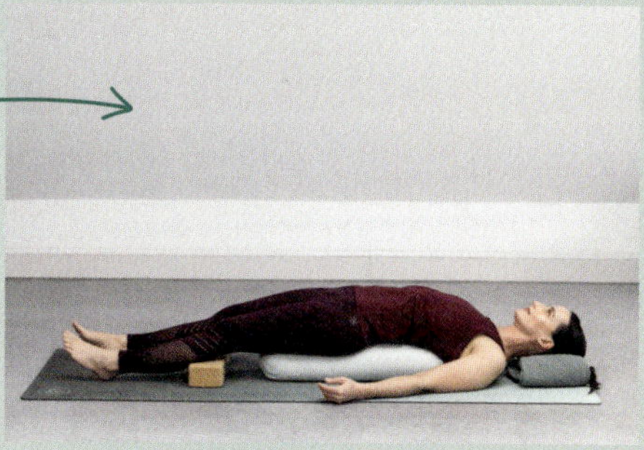

Fisch Variante 1 (Seite 87)

Entspannt und beweglich: Yogasequenz für den Rücken

Der Rücken braucht für sein vielseitiges Bewegungsspektrum gekoppelte Bewegungen: Rotation, Seitneigung, Beugung und Streckung müssen für eine bestmögliche Beweglichkeit ineinandergreifen. Deswegen ist die Wirbelsäule auf das Zusammenspiel seiner Teilabschnitte Lenden-, Brust- und Halswirbelsäule angewiesen. Kaum eine Alltagsbewegung wird nur von einem Rückenanteil allein ausgeführt. Drehst du dich beim Schulterblick um, dann dreht sich nicht nur der Hals, sondern auch der Brustkorb, die Lendenwirbelsäule und sogar das Becken mit.

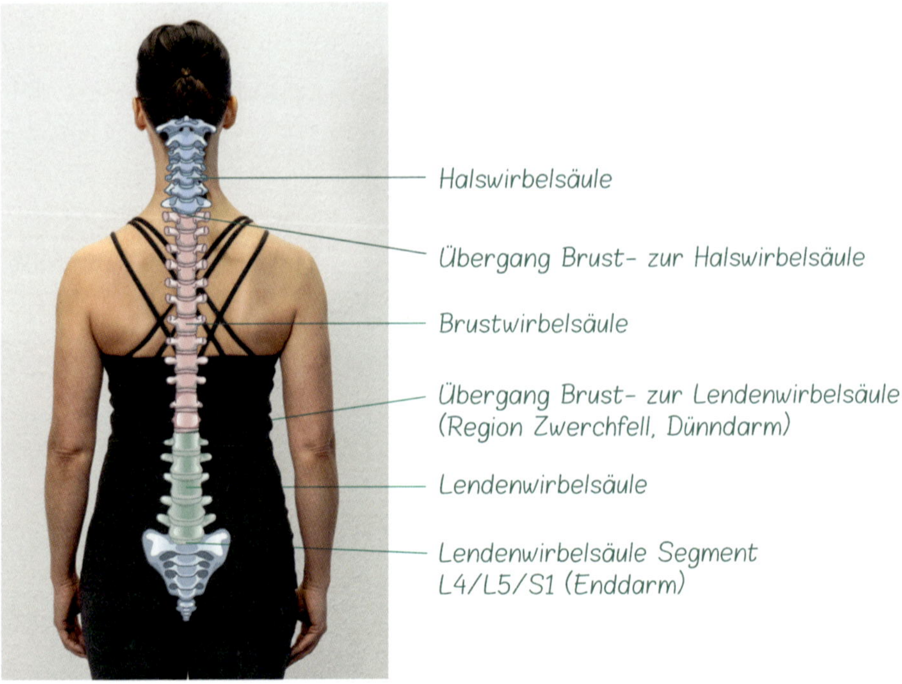

Auch bestimmte Organe oder Muskeln können die Beweglichkeit des Rückens einschränken.

Falls du öfter wegen Wirbelblockaden oder Beckenschiefstand zur Physiotherapie musst, dann arbeite zunächst an der Ausrichtung deiner Füße! Denke daran, dass sich deine ganze Körperstatik auf den Stand der Füße ausrichtet. Haben diese eine Fehlhaltung, dann setzt der Körper zahlreiche Kompensationen ein, um drohende Disbalancen innerhalb des Muskel-Skelett-Systems auszugleichen. Plattfüße, Hohlfüße oder Knickfüße können beispielshalber zu Bewegungseinschränkungen innerhalb der Halswirbelsäule führen.

Schmerzen und Blockaden an der Wirbelsäule, Immobilität, fehlender Bewegungsausgleich und degenerative Veränderungen durch Alterungsprozesse können zu Bewegungseinschränkungen des Rückens führen. Menschen, die über einen langen Zeitraum Sportarten wie Ballett, Tennis oder Basketball ausgeführt haben, leiden nach ihrer sportlichen Karriere ebenfalls häufiger an mangelnder Rückenflexibilität. Mit den Tests Katze-Kuh (Seite 32) und Rück- und Vorbeuge (Seite 33) oder Drehfähigkeit der ganzen Wirbelsäule (Seite 35) kannst du deine Fortschritte ab und an überprüfen. Bei starken, akuten Schmerzen und bei frischen Bandscheibenvorfällen und Nervenreizungen verzichtest du besser auf deinen Yogaflow.

Das ist wichtig:

Nimm dir für deine Yogasequenz etwa eine halbe Stunde Zeit und baue, wenn du möchtest, noch Bewegungen von den Tests oder von den Grundhaltungen ein. Besonders gut passen das Paket (Seite 54), Katze-Kuh (Seite 32) oder die Bequeme Rückenlage (Seite 52). Nimm dir genügend Zeit, mal in die Wirkungen hineinzufühlen und zu spüren, wie es deinem Rücken mit den Übungen geht. Spürst du Unbehagen oder Schmerzen, dann wähle zunächst sanftere Varianten.

Dein Flow für den Rücken

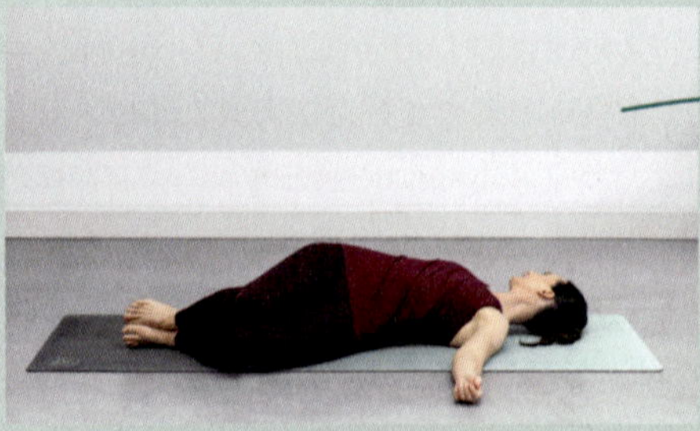

Twist (Seite 78)

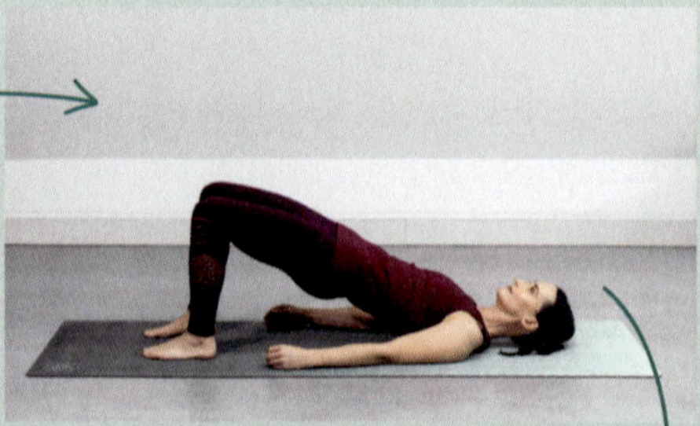

Schulterbrücke (Seite 72)

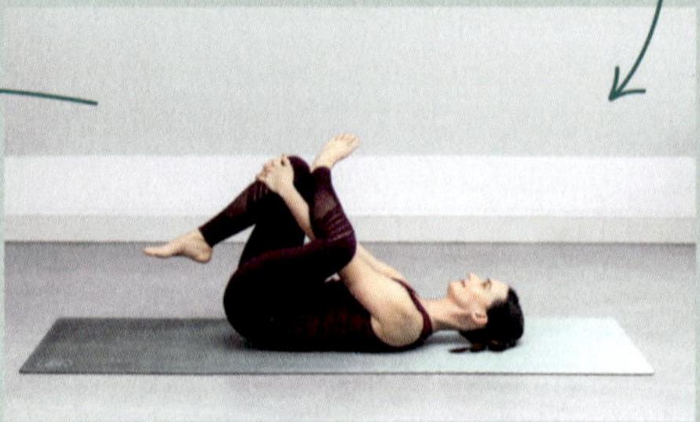

Nadelöhr (Seite 80)

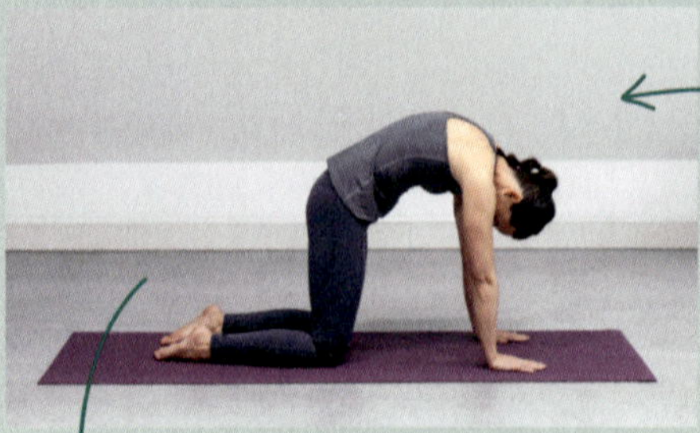

Katze-Kuh (Seite 32)

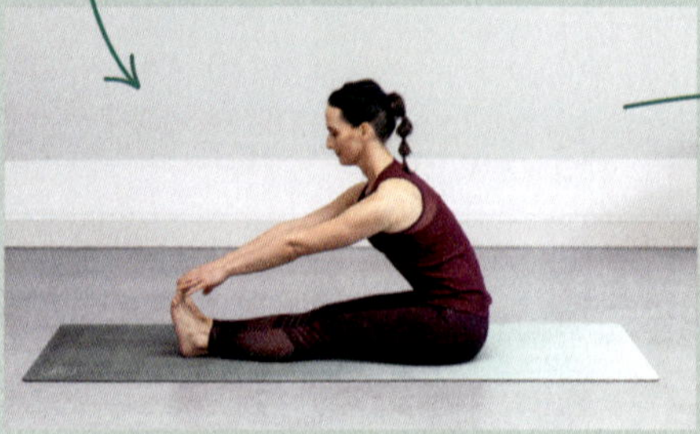

Sitzende Vorbeuge (Seite 90)

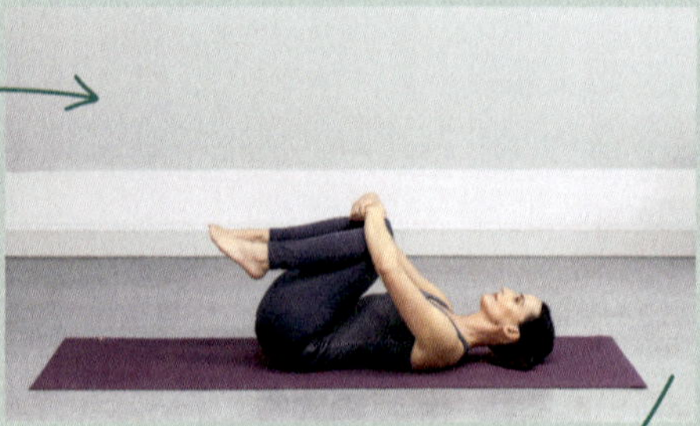

Paket (Seite 54)

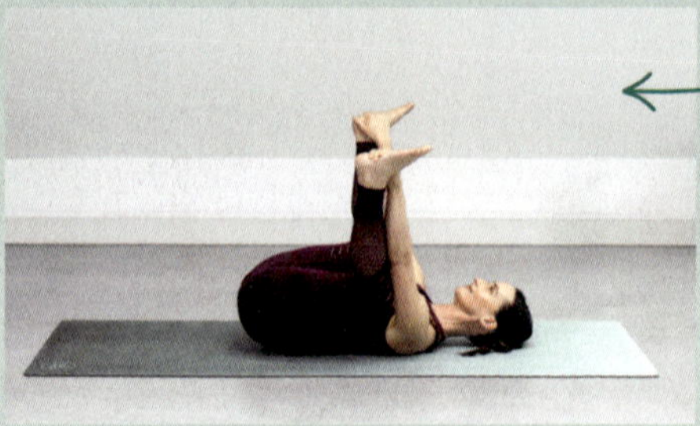

Happy Baby (Seite 82)

Bewegliche und leichte Beine: Yogasequenz für die Beine

Die Füße, die Knie und die Hüftgelenke sind über Faszien und Muskeln oder Bänder fest miteinander verbunden. Deshalb kannst du die größten Effekte erwarten, wenn du möglichst viele Muskeln und Faszien der Beine gleichzeitig dehnst oder wenn du das Fließsystem aus Blut und Lymphen in den Beinen aktivierst. In diesem Flow findest du deshalb viele Asanas, die ganze Muskel- und Faszienketten aktivieren oder die die Blutversorgung der Beinmuskulatur ankurbeln. Mit dem Test für die Innen- und Außenrotation der Beine (Seite 44) kannst du den zusammenhängenden Bewegungen von Fuß, Knie und Hüfte gut nachspüren.

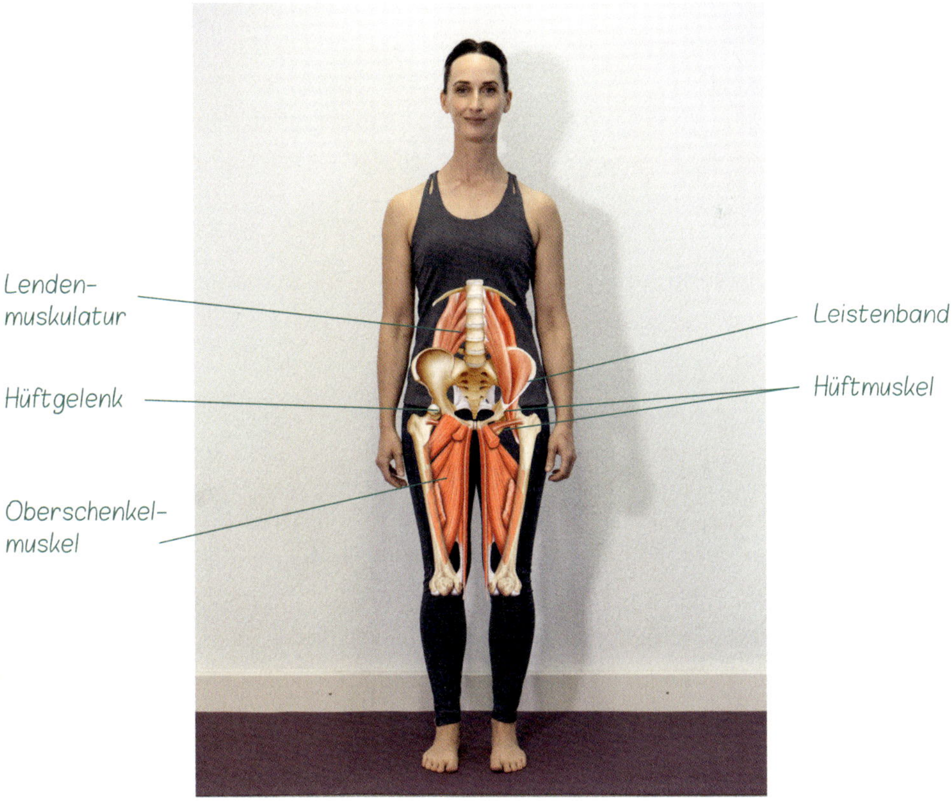

Die Schlüsselzonen für eine verbesserte Durchblutung und mehr Beweglichkeit in den Beinen sind die Füße, die Kniekehlen und die Leistenregion.

Falls du an Knie-, Hüft- oder Sprunggelenksarthrose leidest oder einen Fersensporn hast, dann achte besonders auf gutes Schuhwerk, denn Schuhe, die deinen Fuß unterstützen, sind die Basis für Schmerzlinderung und Heilung. Gehen mit Nordic-Walking-Stöcken verlängert deine Schritte, gibt dir mehr Halt und löst Spannungen in den Beinen – perfekt für ältere Menschen. Wenn du viel am Schreibtisch sitzt, vermeide überschlagene Beine. Damit schränkst du die Blutzufuhr ein und »züchtest« Krampfadern.

Konzentriere dich bei deinem Flow auf die drei Schlüsselzonen Füße, Kniekehlen und Leistengegend! Unter den Muskelschichten der Knie und Hüften verbergen sich nämlich große Blut- und Lymphgefäße. Sie sorgen für eine gute muskuläre Durchblutung und transportieren überschüssige Stoffwechselprodukte ab, ehe sie sich im Gewebe einlagern können. Wenn du mit deinem Yogaflow Muskeln dehnst und lockerst, minimierst du auch den Druck auf wichtige Nerven und beugst Krämpfen und Nervenentzündungen vor.

Die häufigsten Ursachen für unbewegliche Beine sind Verletzungen im Sport oder Überlastungen beim Gehen und Laufen durch falsches Schuhwerk. Auch einige Sportarten wie Fußball oder Basketball sorgen für Verkürzungen der großen Beinmuskeln.

Das ist wichtig:
Fordernd oder passiv – je nachdem, was du erreichen möchtest. Willst du Muskeln aufbauen, dann ist der Sonnengruß für dich ideal. Geht es dir mehr um Beweglichkeit in den Leisten und in anderen Abschnitten des Beins, dann übe zusätzlich mit einigen länger gehaltenen Posen. Insgesamt dauert deine Yogasequenz etwa 45 bis 60 Minuten. Wenn du starke Schmerzen hast, akute Schleimbeutel- oder Gelenkentzündungen oder eine Gelenkprothese, dann solltest du deinen Yogaflow aussetzen oder einen Yogalehrenden bitten, das Programm für dich anzupassen.

Dein Flow für bewegliche und leichte Beine

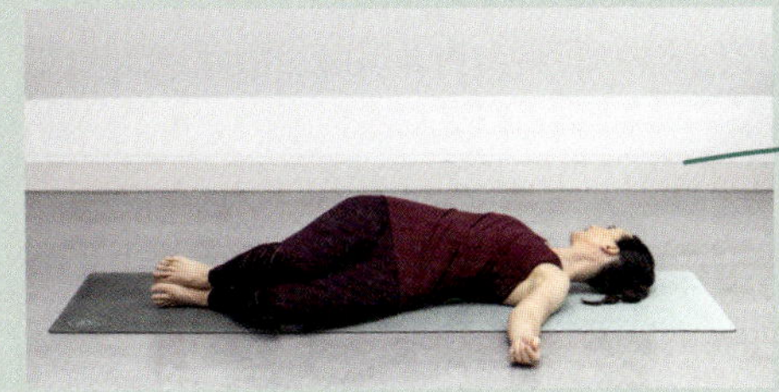

Twist (Seite 78)

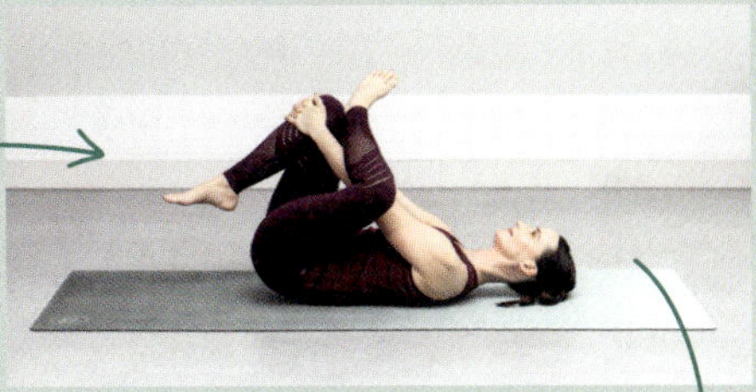

Nadelöhr (Seite 80)

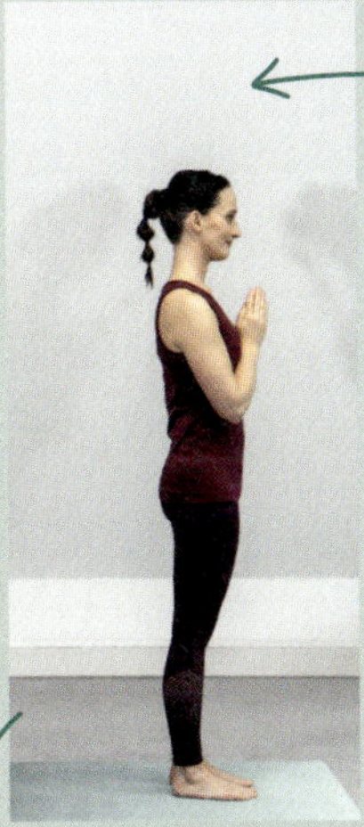

Sonnengruß (Seite 110)

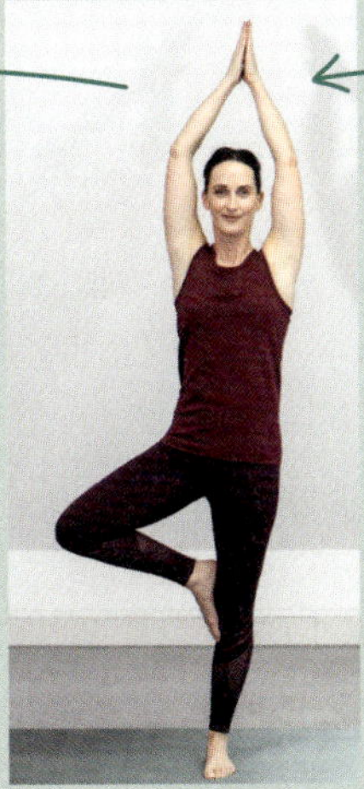

Baum (Seite 102)

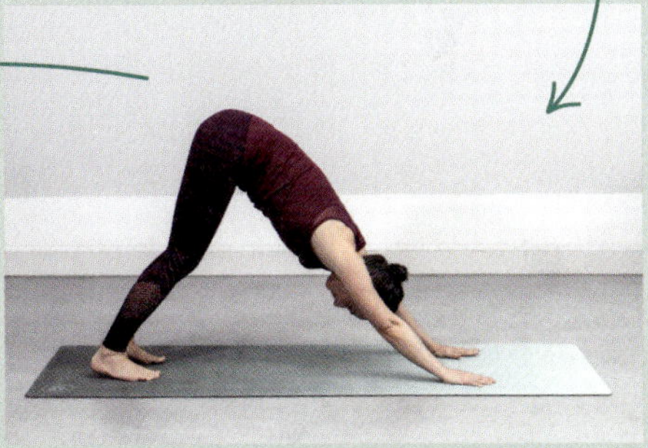

Herabschauender Hund (Seite 100)

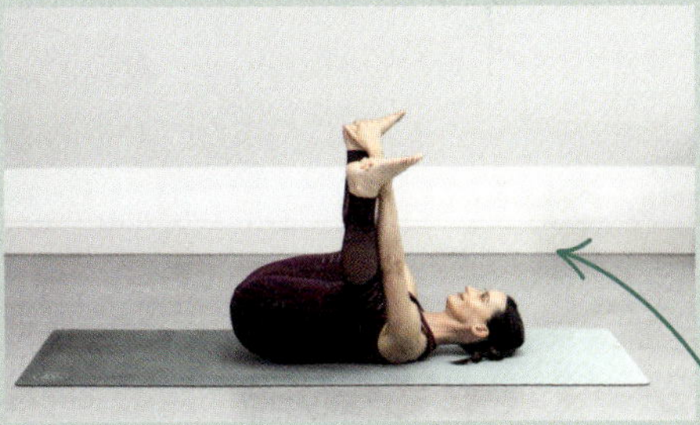

Happy Baby (Seite 82)

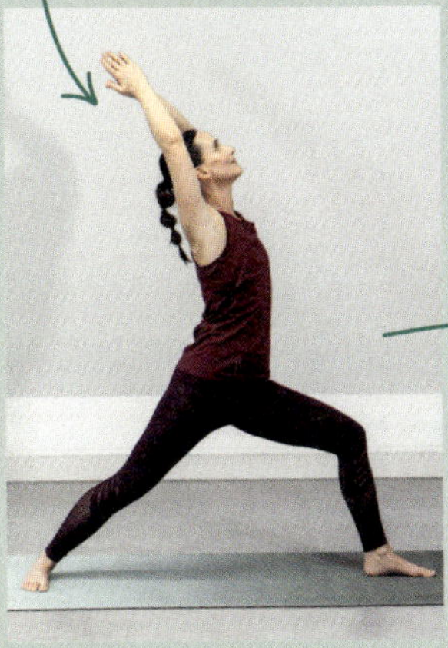

Krieger (Seite 107)

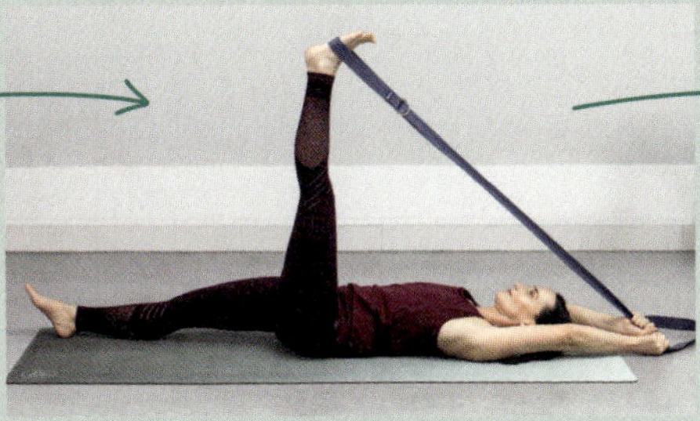

Beindehnung im Liegen (Seite 74)

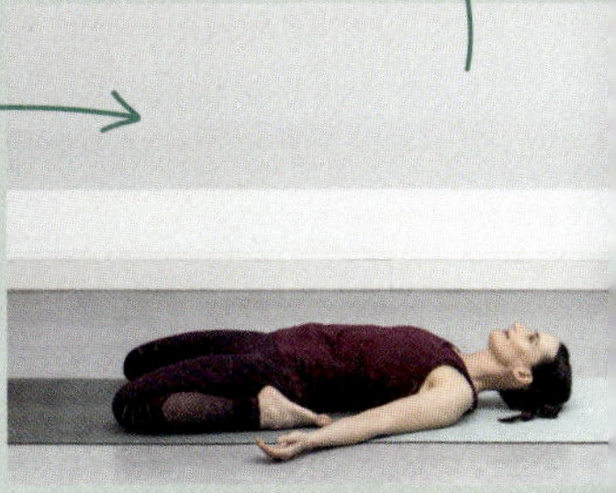

Saddle (Seite 88)

Schmerzfrei und entspannt: Yogasequenz bei Schmerzen am ganzen Körper

Wenn alles wehtut, die Kraft und Energie nachlässt und die Schmerzen aufs Gemüt schlagen, dann ist es höchste Zeit, etwas für sich zu tun. Doch gerade Schmerzen sind oft ein limitierender Faktor, weshalb man Bewegungen vermeidet oder sich nicht traut, bestimmte Übungen auszuführen. Doch richtig dosierte Bewegung und achtsam ausgeführte Übungen sind oft der Schlüssel zu Schmerzlinderung und helfen in vielen Fällen besser als Schmerzmittel.

Wer ständig unter Schmerzen leidet, ist dauerhaftem Stress ausgesetzt. Die meisten Menschen mit Schmerzen müssen hochdosierte Schmerzmittel einnehmen, die als leidlichen Nebeneffekt bestimmte Organe wie die Nieren oder die Leber belasten oder in die Regulationsprinzipien des vegetativen Nervensystems eingreifen. Dadurch fällt es schwer, sich aus der Schmerz-Anspannungs-Stressspirale herauszulösen: Die Beschwerden halten an.

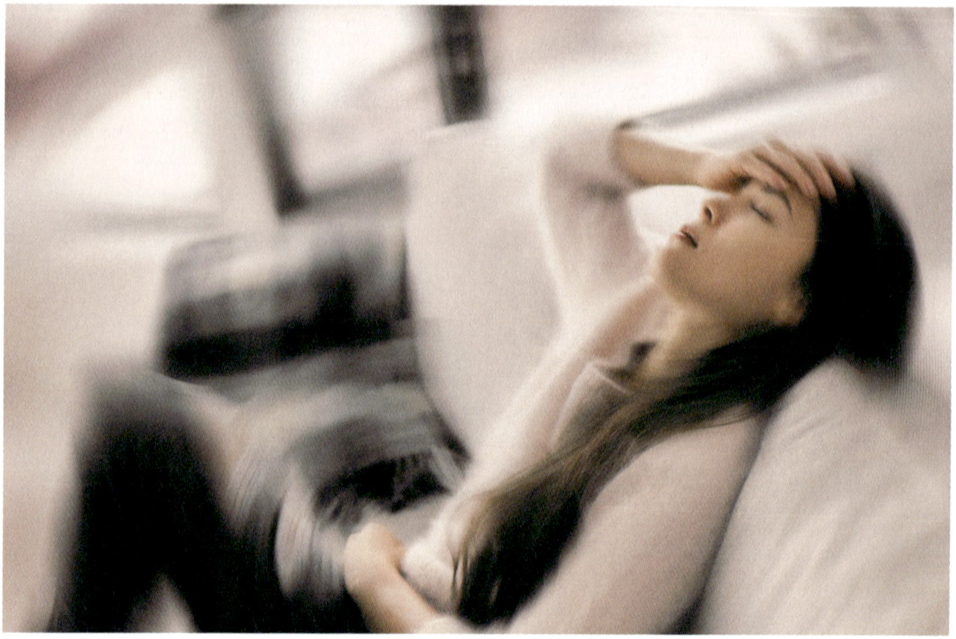

Bei Schmerzen am ganzen Körper können mehr (sanfte) Bewegung und weniger Stress extrem guttun.

Wer unter chronischen Schmerzen leidet, sollte dennoch in Bewegung bleiben: Mit einem Spaziergang nach dem Yoga nimmst du eine Extraportion Vitamin D für dein Bewegungssystem auf und tankst frischen Sauerstoff. Es lohnt sich, ab und an eine Entgiftungskur für die Leber zu machen und ausreichend stilles Wasser zu trinken, um die Nieren durchzuspülen.

Yoga kann hier wirksam und regulierend helfen. Mit den sanften Dehnungen lösen sich überschüssige Spannungen und Schmerzen werden abgebaut. Außerdem wirken die meisten Asanas regulierend auf das vegetative Nervensystem: Nicht nur die Schmerzen nehmen ab, sondern zusätzlich auch viel von der inneren Anspannung, die sich oftmals schon über Monate aufgebaut hat.

Das ist wichtig:

Sei bei Schmerzen besonders achtsam mit dir und übe besonnen und sanft. Bleibe immer unter der Schmerzgrenze, um das vegetative Nervensystem nicht zu triggern. Hole dir Hilfe von Physiotherapeuten, wenn du dir bei Bewegungen unsicher bist. Beginne erstmal mit Hilfsmitteln und länger gehaltenen Positionen. Füge deinem Flow sanfte Mobilisation hinzu wie Katze-Kuh (Seite 32) oder schließe den Yogaflow mit dem Paket (Seite 54) ab.

Dein Flow gegen Schmerzen

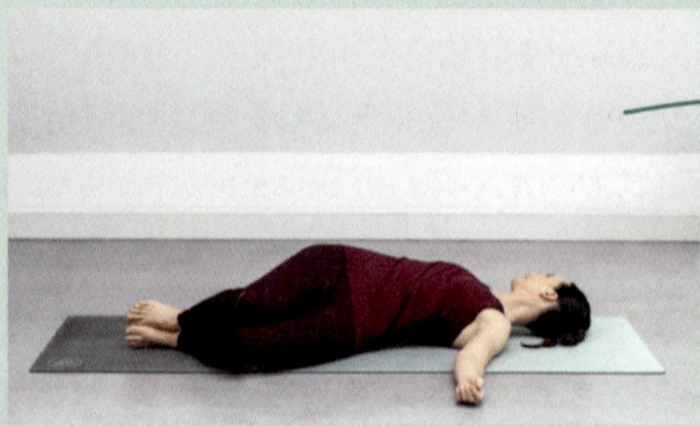

Twist (Seite 78)

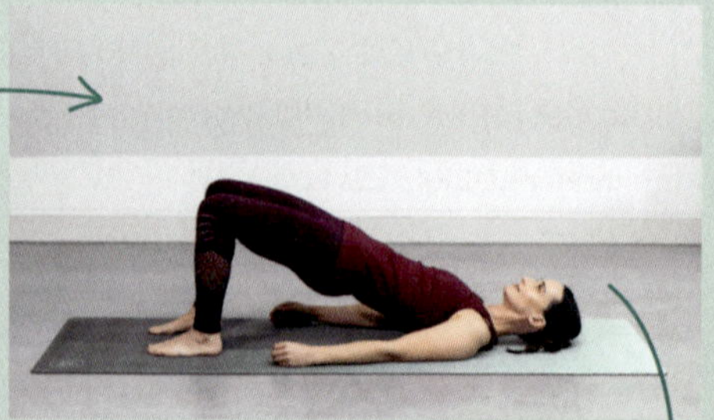

Schulterbrücke (Seite 72)

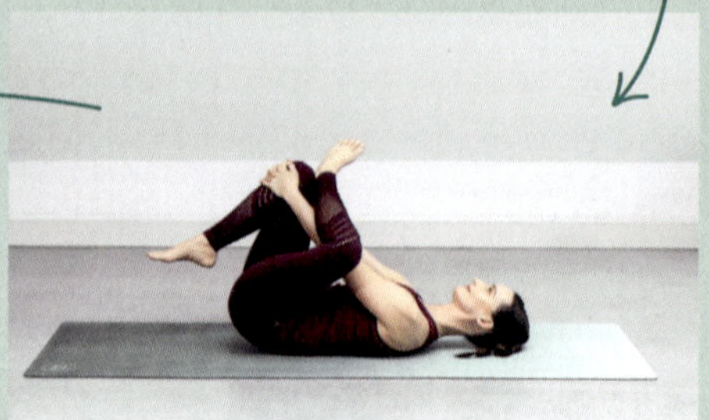

Nadelöhr (Seite 80)

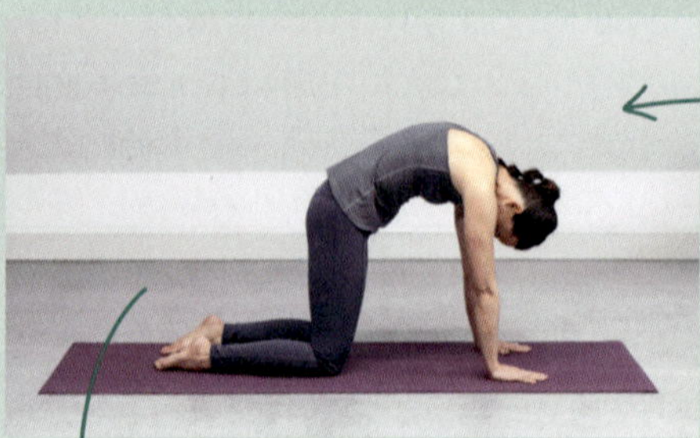

Katze-Kuh (Seite 32)

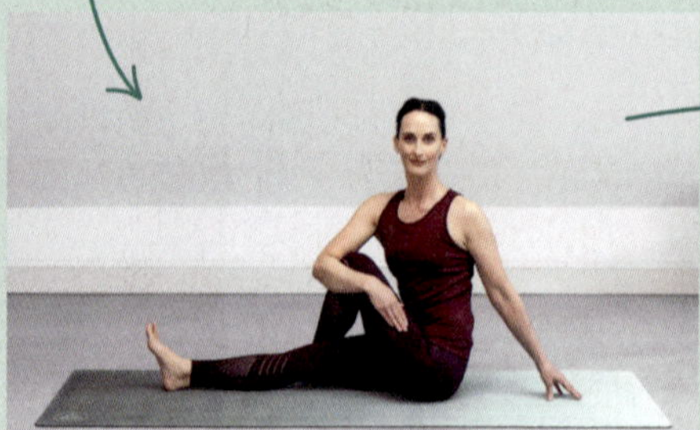

Drehsitz (Seite 93)

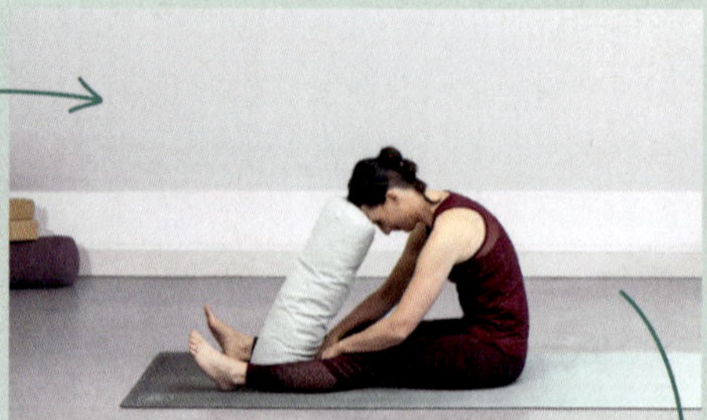

Sitzende Vorbeuge (Seite 90)

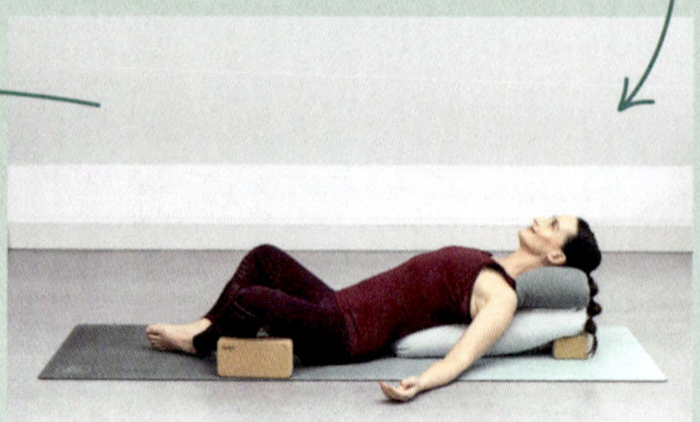

Schmetterling im Liegen (Seite 84)

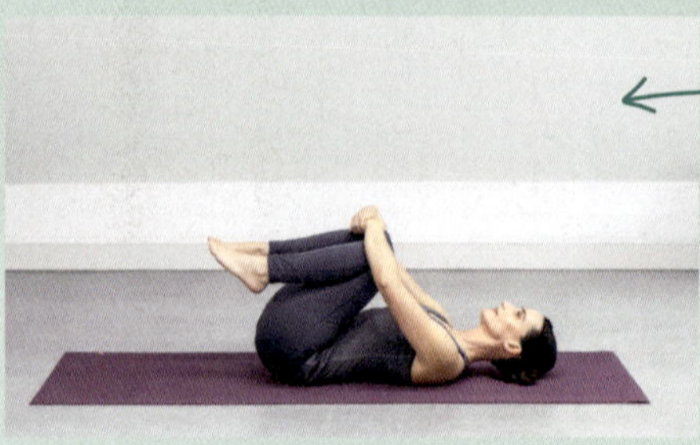

Paket (Seite 54)

Yogasequenz für ältere Menschen

Wir alle wünschen uns, so lange wie möglich ein selbstbestimmtes und glückliches Leben zu führen. Ein bedeutendes Element für dieses Bedürfnis ist das Erhalten unserer Beweglichkeit. Im zunehmenden Alter nimmt die Muskelmasse ab, die Sehnen und Faszien verlieren an Elastizität und die Knochen büßen Substanz ein – das ist ein ganz natürlicher Prozess!

Auf einem Röntgenbild oder in einem MRT ist bei den meisten Menschen ab 30 Jahren bereits Arthrose oder degenerative Veränderung an den Knochen oder an den Gelenken zu erkennen. Doch mit den meisten Alterungsprozessen weiß der Körper umzugehen – wie immer setzt er Kompensationen ein, um dir ein schönes Leben zu ermöglichen. Yoga kann dir auf deinem Weg zu mehr Akzeptanz und Achtsamkeit im Alter eine große Hilfe sein. Diese Yogasequenz trägt dazu bei, Gelenke zu mobilisieren, Rückenschmerzen zu lindern und den Gleichgewichtssinn zu schulen.

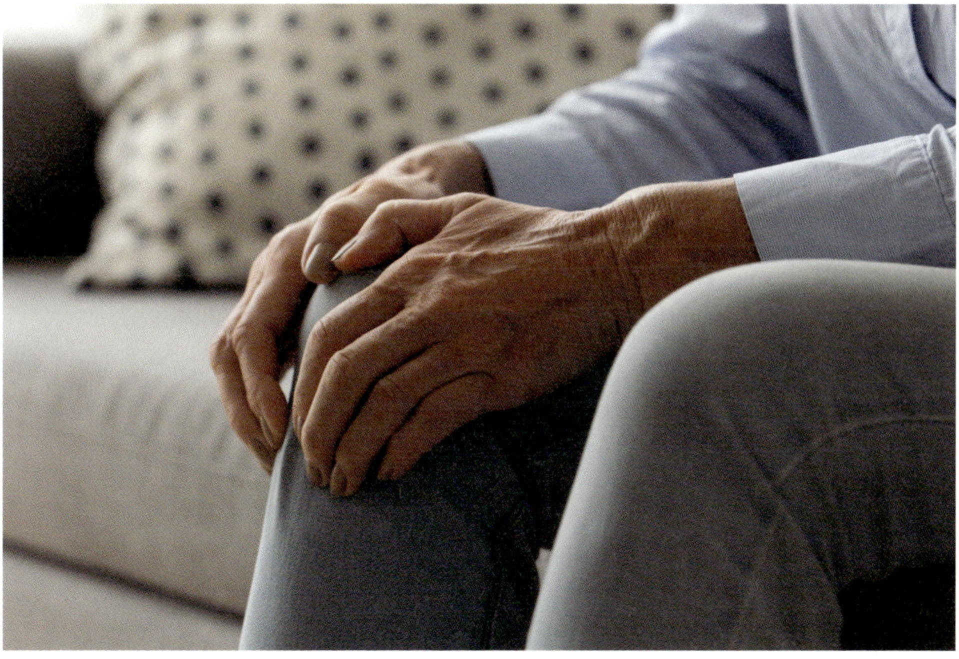

Die Muskulatur und die Knorpelsubstanz nehmen im Alter ab. Dadurch werden wir etwas schwächer und unbeweglicher.

Mit zunehmendem Alter solltest du dir mehr Zeit für deine Trainingseinheiten nehmen. Eine tägliche Routine mit wechselnden Impulsen aus Dehnungen, Kraft- und Ausdauertraining ist optimal. Variiere ab und an deine Yogasequenz: Leite sie mit einem Spaziergang ein, baue einige Tests wie die Innen- und Außenrotation der Beine (Seite 44) mit ein oder übe im Sitzen den Schulterblick. Gewöhne dir an, deinen Körper mit ausreichend stillem Wasser, vollwertigen Nährstoffen, frischer Luft und genügend Sonnenlicht zu versorgen, damit du die Regenerations- und Aufbau-Prozesse deines Körpers unterstützen kannst.

Das ist wichtig:
Übe Yoga so, wie es für dich möglich ist! Wenn du dich richtig fit und aktiv fühlst, fordere dich ruhig. Aber lege auch Wert auf ruhigere Elemente oder übe mal ganz bewusst das Aufstehen und wieder Hinlegen auf die Matte. Ganz allgemein sind Yin-Yoga-Varianten für ältere Menschen förderlich, da sie die tiefen Faszien strecken und die Gelenke beweglicher machen. Benutze Hilfsmittel in den Asanas und übe Yoga so, dass du keine Schmerzen dabei hast. An Tagen mit starkem Schwindel, Herz-Kreislauf-Krisen oder Gleichgewichtsstörungen verzichte auf deinen Yogaflow. Falls du einen Gelenkersatz wie eine Hüft- oder Knie-TEP hast, hole ärztlichen oder physiotherapeutischen Rat ein, wie du deine Übungen am besten angehen kannst.

Yogaflow für ältere Menschen

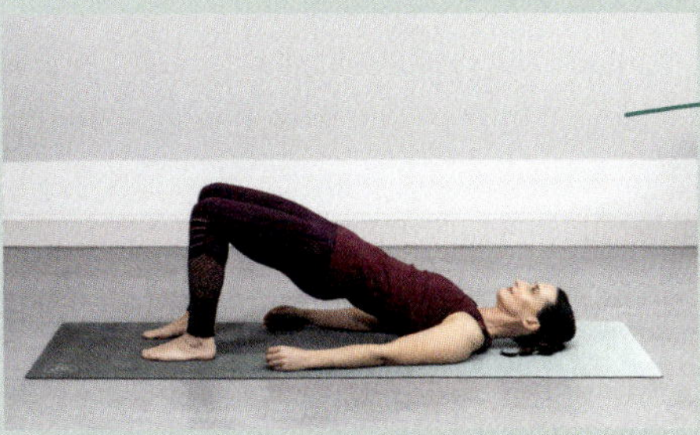

Schulterbrücke (Seite 72)

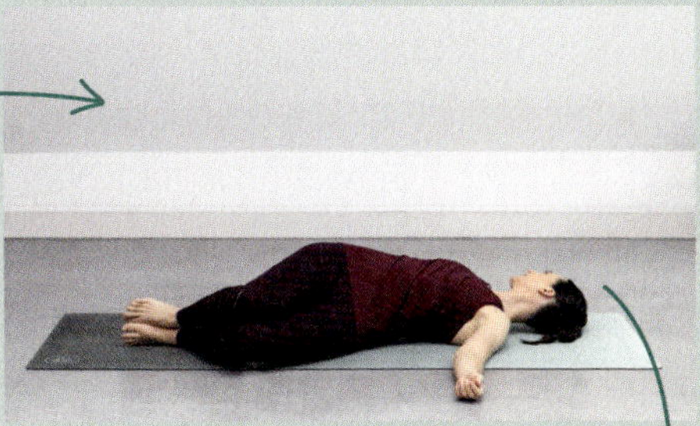

Twist (Seite 78)

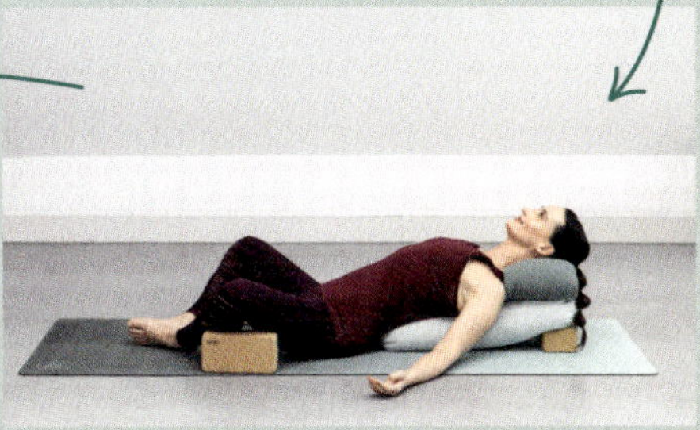

Schmetterling im Liegen Variante 2 (Seite 84)

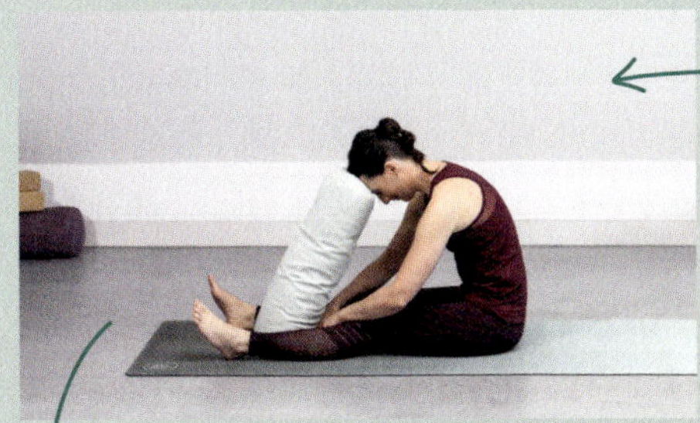

Sitzende Vorbeuge Variante 3 (Seite 90)

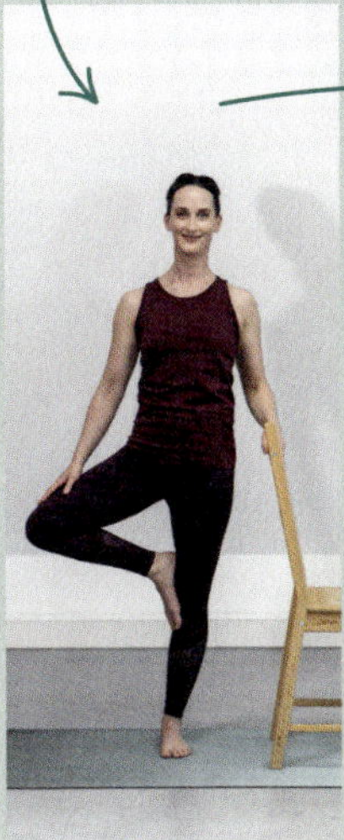

Baum Variante 3 (Seite 102)

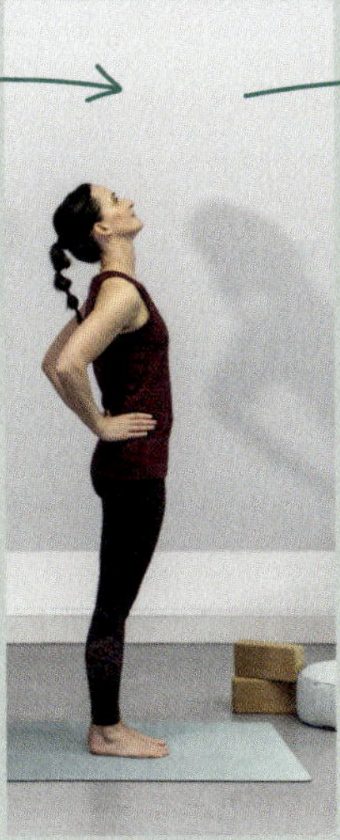

Sonnengruß: leichtere Variante (Seite 112)

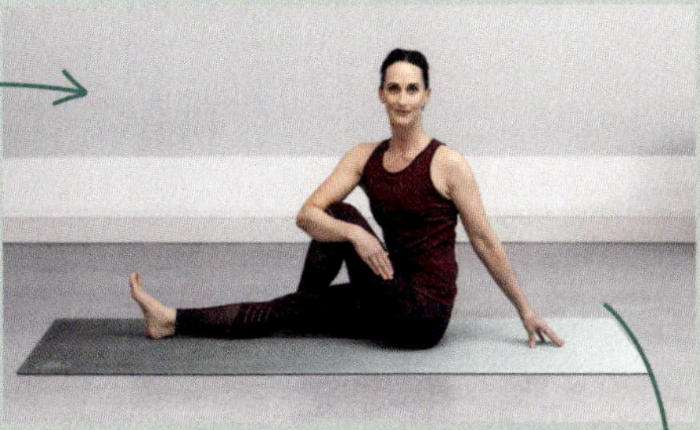

Drehsitz (Seite 93)

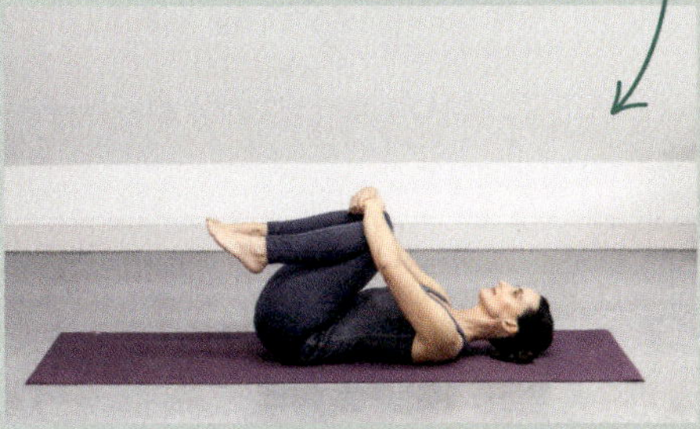

Paket (Seite 54)

Energie und gute Laune: Yogasequenz am Morgen

Das kennen wir doch alle: Der Wecker klingelt viel zu früh, man kann die Augen gar nicht richtig aufmachen und man würde am liebsten noch ein paar Mal auf die Schlummertaste drücken! Auch der Kreislauf kommt nicht so richtig in die Gänge und die ersten Schritte ins Bad und der Rücken fühlen sich ganz schön steif an! Doch der Körper weiß Rat: Er setzt das Hormon Cortisol frei, mit dessen Hilfe wir wacher und energiereicher werden. Wenn wir dann aus dem Bad zur Kaffeemaschine gehen, fühlen sich die Schritte schon geschmeidiger an, denn der Körper hat während des Zähneputzens ganz viel von seinem Blut zurück in die Muskeln gepumpt.

Weil wir uns normalerweise im Schlaf wenig bewegen, zwackt der Körper während der Nacht einen Teil des Blutes aus den Muskeln ab und befördert es in die Organe, die jetzt besser versorgt werden müssen: etwa zum Gehirn oder zu den Stoffwechselorganen, die sich über Nacht mit Reparaturarbeiten und mit Entgiftungsprozessen beschäftigen. Auch die Faszien werden weniger mit Flüssigkeiten versorgt und entfalten sich nicht so gut wie tagsüber. Deswegen fühlen sich die ersten morgendlichen Schritte üblicherweise noch etwas zäh an. Das Blut muss erst wieder zurück in die Muskeln fließen, während die Faszien schon dabei sind, sich wieder mit Flüssigkeiten voll zu pumpen.

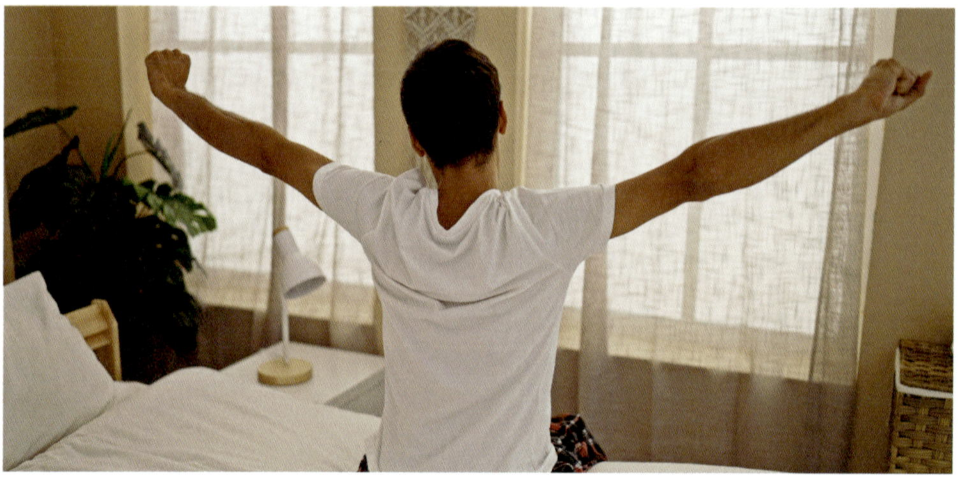

Beim Aufstehen fühlt sich der Körper meist noch unbeweglich an. Mit dem ersten Strecken und Rekeln fließt mehr Blut in die Muskeln und die Bewegungen werden geschmeidiger.

Allein mehr Sonnenlicht und Sport am Morgen erhöhen im Gehirn die Menge an Glückshormonen wie Serotonin und Dopamin und sorgen für gute Laune! Wer sich aufraffen kann, morgens gleich nach dem Aufstehen Yoga zu üben, vielleicht sogar bei offenem Fenster und Vogelgezwitscher, der startet ganz anders in den Tag: Man fühlt sich vitaler, zufriedener und beschwerdefreier! Die Herausforderungen des Tages können viel gelassener angegangen werden. Dazu noch einen duftenden Tee trinken oder gemütlich einen Cappuccino schlürfen und der Tag kann starten!

Das ist wichtig:
Beginne deinen morgendlichen Yogaflow moderat, zum Beispiel mit einer Atemtechnik oder ein paar Lockerungsübungen. Dazu kannst du einige der Tests wie Katze-Kuh (Seite 32), Flexibilität der Beinvorderseite (Seite 45) oder die Tiefe Hocke (Seite 42) mit dem Flow verknüpfen. Steigere dich dann und werde flotter! Kurbele das Herz-Kreislauf-System an, der Sonnengruß eignet sich dafür super!

Falls du am Morgen zu Schwindel und stärkeren Beschwerden neigst, passe die Intensität an: Übe dann mit Hilfsmitteln und sanfteren Varianten oder gehe anstatt des Sonnengrußes noch eine Runde spazieren.

Dein Flow für Energie und gute Laune am Morgen

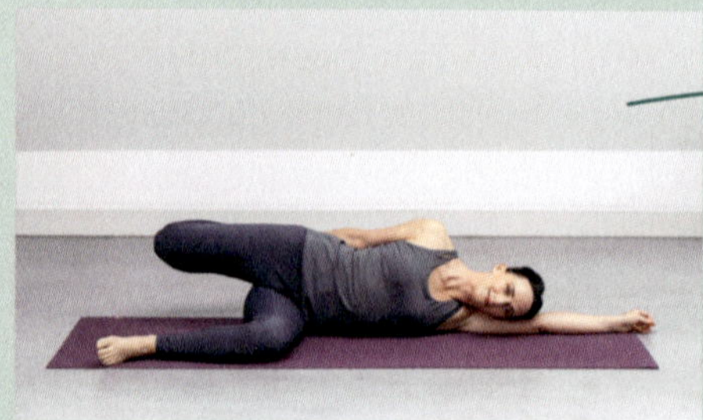

Flexibilität der Beinvorderseite (Seite 45)

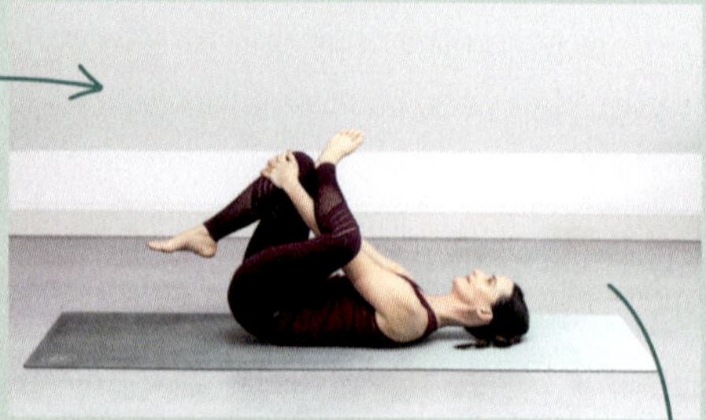

Nadelöhr (Seite 80)

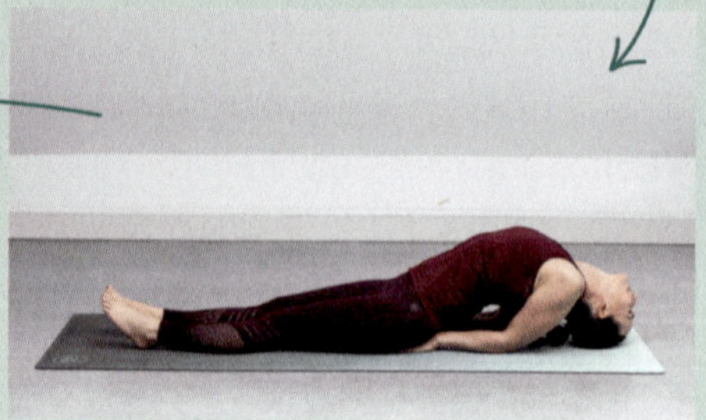

Fisch (Seite 86)

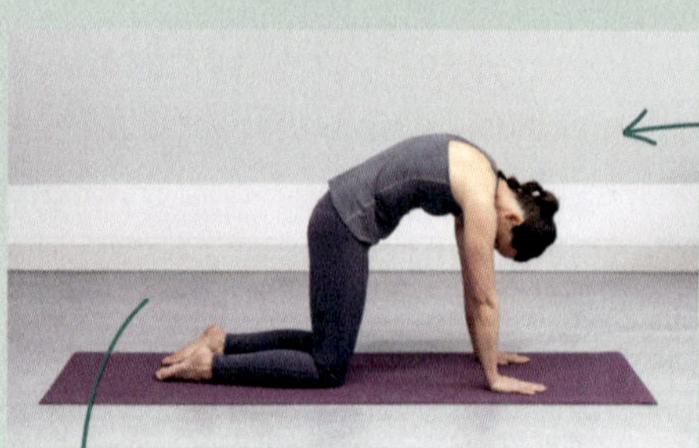

Katze-Kuh (Seite 32)

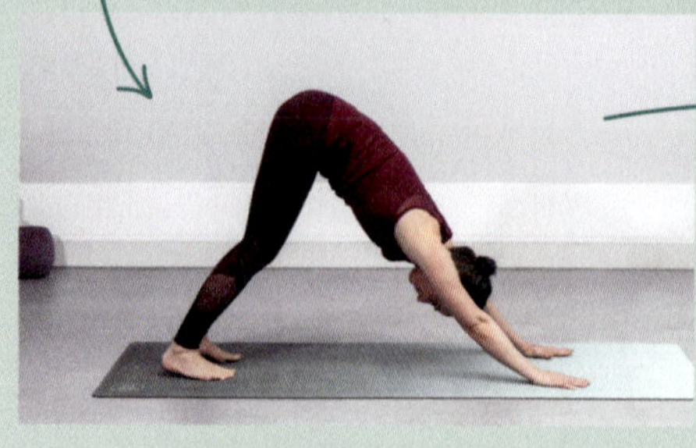

Herabschauender Hund (Seite 100)

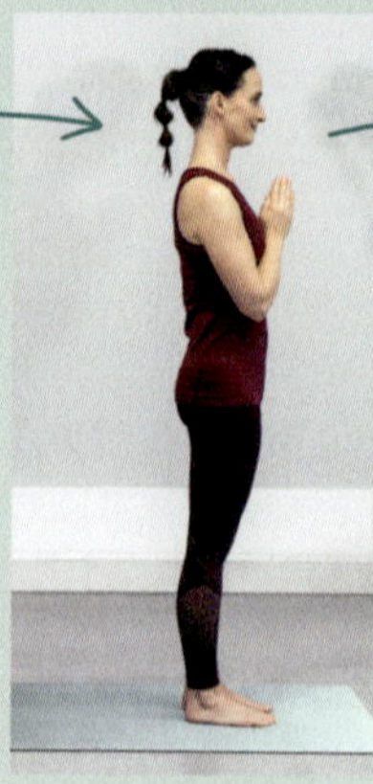

Sonnengruß (Seite 110)

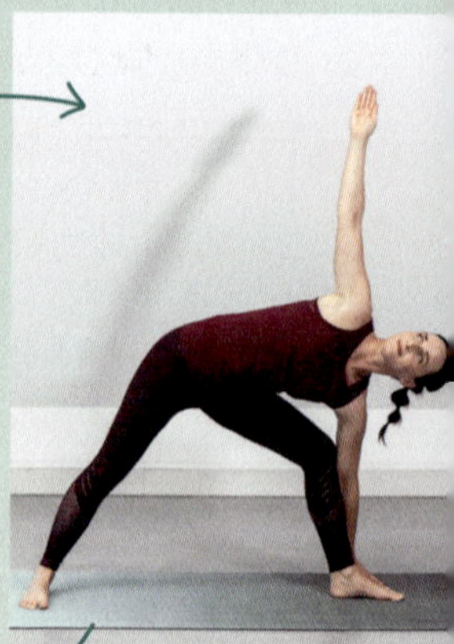

Seitliche Winkelhaltung (Seite 104)

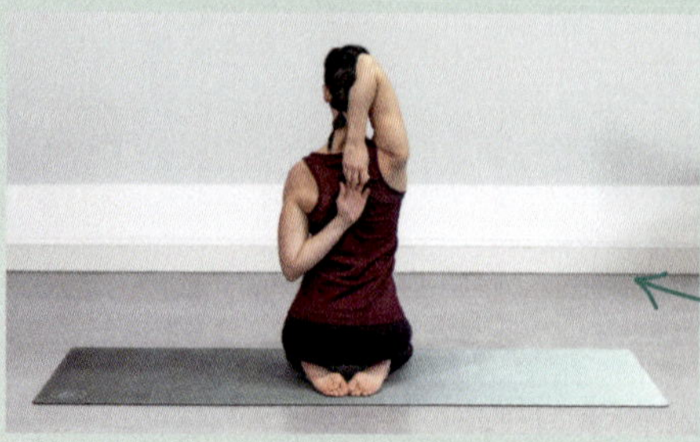

Kuhgesicht (Seite 96)

Effektvolle Ganzkörperduos

Manchmal ist es einfach so: Der Terminplan ist voll, die Arbeit hat erschöpft oder man möchte noch etwas mit der Familie machen … Sich jetzt Zeit zu nehmen, intensiv und bewusst Yoga zu üben, ist einfach nicht drin!

Damit du deine Bewegungsroutine trotzdem beibehalten kannst, zeige ich dir jetzt noch ein paar Asana-Duos, die ganze Muskel- und Faszienketten ansprechen oder das komplette Nervensystem mobilisieren. Sie wirken sehr komplex und intensiv auf den Körper, sparen aber Zeit! Für ein Asana-Duo musst du nur etwa fünf bis zehn Minuten investieren.

Dennoch darfst du nicht das ganze Wirkspektrum erwarten, das dir eine bewusst geübte Yogasequenz mit Entspannungs- und Atemtechniken schenkt. Sieh die Duos eher als eine Notlösung, um den Körper innerhalb kurzer Zeit wieder beweglicher zu machen oder ihm einen Regenerationsschub zu geben, und übe, wann immer es geht, die vollständigen Yogasequenzen.

Am besten ist es, die Duos morgens nach dem Aufstehen zu üben, damit sich der Körper besser auf den Tag einstellen kann und mit genügend Energie versorgt wird. Nahezu alle Muskeln, Faszien und Nerven werden dann einmal durchgestreckt und besser durchblutet. Alternativ lassen sich die Duos gut nach einem anstrengenden Tag üben. Dann ist das Ziel, Stress abzubauen und den Körper vor dem Schlafengehen noch einmal zu entfalten und zu dehnen. Dadurch beugst du morgendlichen Anlaufschmerzen beziehungsweise nächtlichen Schlafproblemen vor.

Das Duo für Faszien und Verdauung: Happy Baby und Strecken

Mit dem Wechsel von Happy Baby (Seite 82) und Ausstrecken dehnst du die komplette Faszienkette auf der Körpervorderseite und die wichtigsten Faszien des unteren Rückens und der Beine. Außerdem regst du die Darmperistaltik an, die nach einem langen, sitzenden Arbeitstag etwas träge geworden sein kann.

Bewegungsbonus: Du kannst im Happy Baby die Beine auch mal zusammen lang nach oben zum Himmel strecken und die Füße bis zu einer Minute im Sekundentakt hoch und runter bewegen. Dadurch aktivierst du die lymphatische Wadenpumpe und angestaute Flüssigkeiten in den Knöcheln werden abgetragen.

Das ist wichtig:
Bleibe bis zu drei Minuten im Happy Baby und atme in den Bauch. Danach kannst du den Bewegungsbonus einsetzen und für eine Minute mit den Füßen wackeln. Lege anschließend bis zu drei Minuten deine Arme und Beine ab, strecke dich aus, mache dich ganz lang und atme sanft in all deine Freiräume auf der Körpervorderseite.

Happy Baby und Strecken eignen sich gut nach einem langen Arbeitstag, den man mit einer nach vorn gebeugten oder mit einer sitzenden Tätigkeit verbracht hat. Typische Beispiele für diese betroffenen Berufsgruppen sind die klassischen Büroarbeiten, Taxifahrer, Pflegekräfte, Friseure oder Kindergärtner.

Duo: Happy Baby und Strecken

1. Lege dir ein Bolster unter den unteren Rücken und komme ins Happy Baby (Seite 82).
2. Wenn du möchtest, setze den Bewegungsbonus ein.
3. Strecke dann die Arme über den Kopf zum Boden aus, führe die Knie zurück an den Bauch und stelle die Füße nacheinander auf den Boden zurück.
4. Strecke erst das rechte, dann das linke Bein lang aus, sodass sich jetzt deine ganze Körpervorderseite streckt.

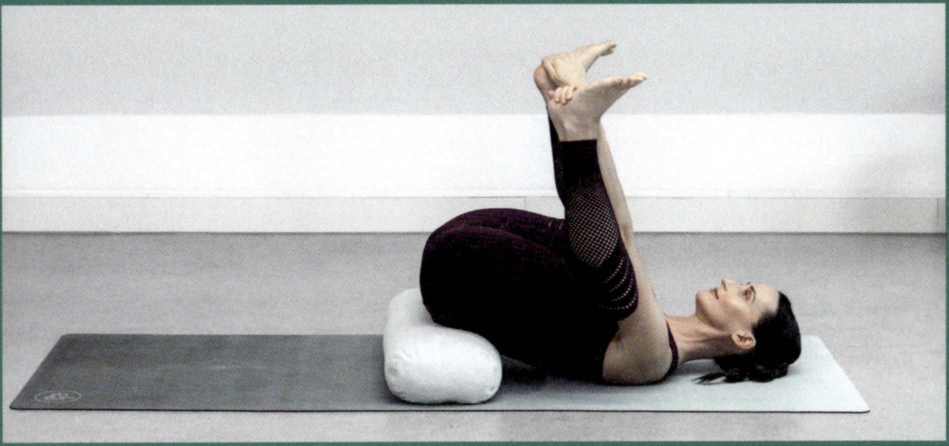

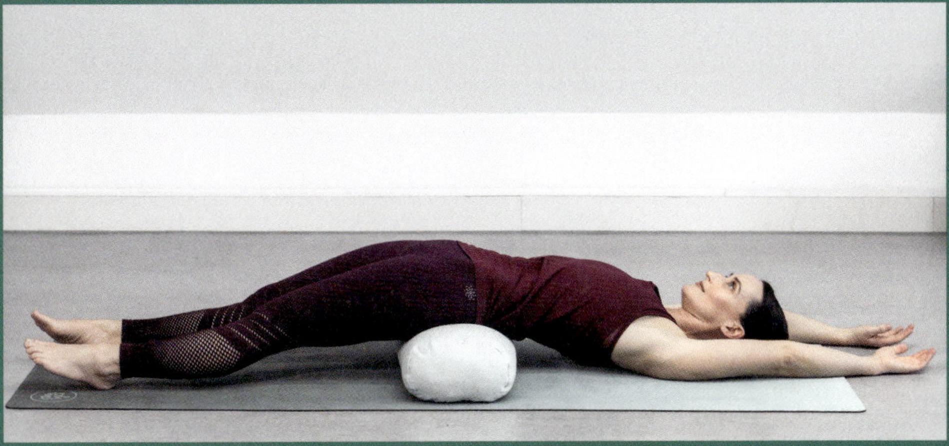

Das Duo für den Rücken: Katze-Kuh

Mit diesem Duo dehnst du nahezu alle Rückenstrukturen durch: die Muskeln, die große Rückenfaszie, die knöchernen Strukturen mit den Bandscheiben, die Nervengeflechte und das Rückenmark. Die Asana Katze-Kuh hast du schon bei den Mobilitätstests auf Seite 32 kennengelernt. Jetzt kannst du den Test zu einem wirksamen Duo für deine Rückenflexibilität umformen.

Das ist wichtig:
Übe Katze-Kuh in einem seichten Atemrhythmus. Atme immer dann ein, wenn du in der Katze bist, und lasse die Atmung nach hinten in deine Rückenfaszie fließen. Atme in der Kuh aus und stelle dir dabei vor, wie du allen Ballast loslässt. Übe den Wechsel für drei bis fünf Minuten, am besten in deinem normalen Atemrhythmus.

> Das Duo eignet sich hervorragend, wenn du deinen Rücken im Alltag sehr belasten musst oder du dir einen chilligen Tag auf dem Sofa vor der Spielekonsole gegönnt hast.

Duo: Katze-Kuh

1. Komme in den Vierfüßlerstand, die Handgelenke bilden mit den Schultergelenken eine senkrechte Linie. Die Knie sind hüftbreit geöffnet, die Fußrücken liegen auf dem Boden.
2. Runde den Rücken zu einem großen Katzenbuckel, bei dem sich die gesamte Wirbelsäule beugt. Der Kopf rollt sich zum Brustbein ein, das Steißbein zeigt nach unten vorn und die Brustwirbelsäule ist maximal gebeugt.
3. Strecke jetzt den Rücken wie eine Hängebrücke durch und gib mit den Handflächen etwas Druck in den Boden. Dadurch kann sich der Oberkörper besser aufrichten. Das Kinn hebt sich leicht nach vorn oben.

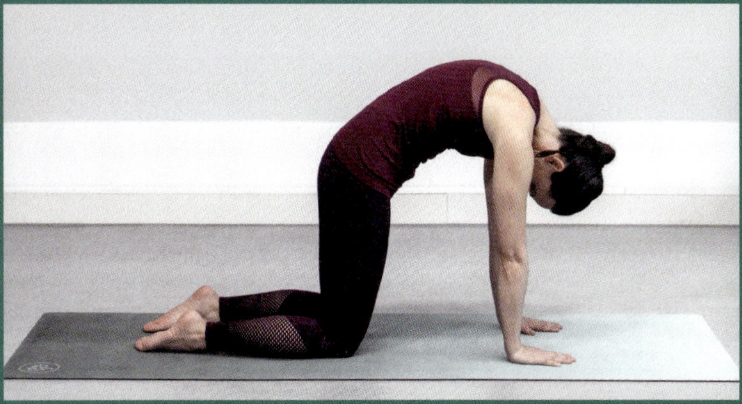

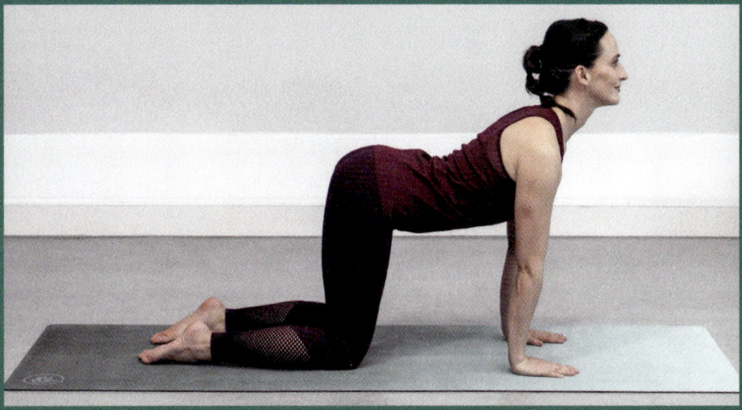

Das Duo für die Faszien und für das Körper-Fließsystem: Sitzende Vorwärtsbeuge und Saddle

Dieses Asana-Duo eignet sich perfekt, um innerhalb von kurzer Zeit das gesamte Fließsystem im Körper anzuregen und die meisten Faszien im Körper zu entfalten. Dadurch lindern sich nicht nur viele Beschwerden, du fühlst dich danach auch vitaler und energiereicher.

Das ist wichtig:
Bleibe jeweils für drei bis fünf Minuten in den beiden Asanas. Atme in der Vorwärtsbeuge sanft in den Bauch und lenke die Atmung im Saddle mehr noch in die Leistengegend. Da wir das tiefe Fasziensystem ansprechen möchten, versuche in den Asanas so wenig wie möglich Muskelaktivität spielen zu lassen. Lasse dich sinken, sei so passiv wie möglich.

Das Duo ist perfekt für Vielsitzer, die nach der Arbeit gern laufen, für Freizeitsportler zum Cool-down und für Menschen im Dauerstress.

Duo: Sitzende Vorwärtsbeuge und Saddle

1. Komme zuerst in die Sitzende Vorwärtsbeuge (übe in der vierten Variante, in der Yin-Haltung).
2. Löse dich danach achtsam und langsam aus der Position und nimm den Saddle ein.
3. Übe den Saddle mit einer Variante, in der du dich bestmöglich in die Asana sinken lassen und entspannen kannst.

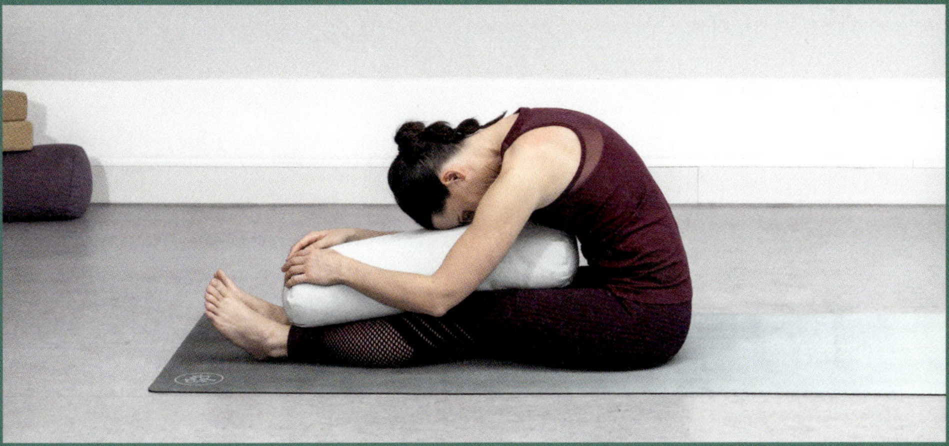

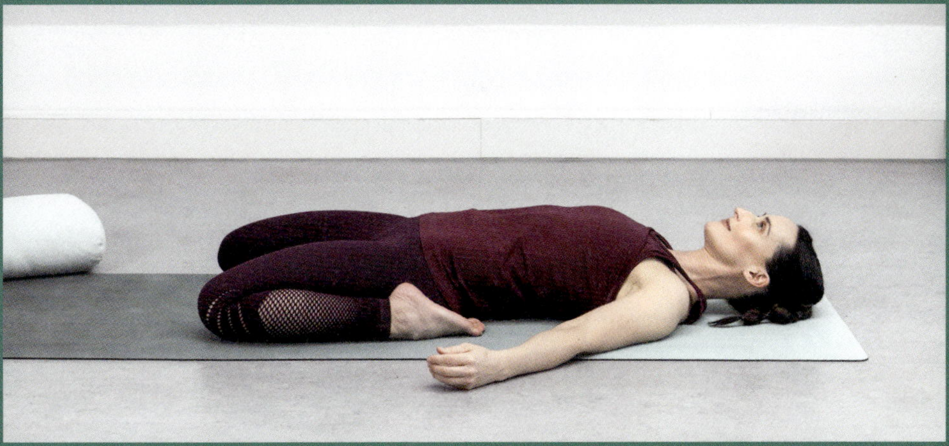

Das Duo für das Nervensystem: Paket und gestreckte Rückenlage

Diese beiden Asanas entfalten dein ganzes Nervensystem samt Rückenmark und Nervengeflechten im Rücken. Außerdem dehnen sich alle größeren Faszien und entfalten sich.

Bewegungsbonus: Über Atemlenkung kannst du noch einen Impuls auf das vegetative Nervensystem einflechten und sympathische und parasympathische Aktivitäten ausgleichen. Dazu atme tief ein, wenn du dich langstreckst, und vollständig wieder aus, wenn du dich klein machst. Ist dir der Rhythmus zu schnell, dann bleibe jeweils einen kompletten Atemzug in einer Haltung.

Das ist wichtig:
Übe langsam und bewusst: entweder in deinem Atemrhythmus oder so, dass du die Bewegungskomponenten bewusst spüren und aufnehmen kannst. Wiederhole den Bewegungswechsel für insgesamt drei bis fünf Minuten.

Das Duo eignet sich perfekt, um zur Ruhe zu kommen, bei Schmerzen im ganzen Körper oder nach einem langen, stressigen Tag mit einseitigen Haltungsmustern. Das Duo ist gut für Sportler geeignet, die sich vor oder nach dem Training aufwärmen oder dehnen möchten. Außerdem eignet es sich prima im Bett vor dem Schlafengehen, beim Aufwachen oder zum Üben vor dem Fernseher.

Duo: Paket und gestreckte Rückenlage

1. Komme in die Rückenlage und strecke dich ganz lang aus: die Arme über dem Kopf zum Boden, die Füße lang wie Ballerinafüße.
2. Ziehe dich dann ganz eng zu einem Paket zusammen: Bringe die Knie nah an den Bauch, umarme die Unterschenkel, hebe den Kopf an und bringe die Stirn so dicht wie möglich an die Knie heran.
3. Wenn du möchtest, füge den Bewegungsbonus ein.

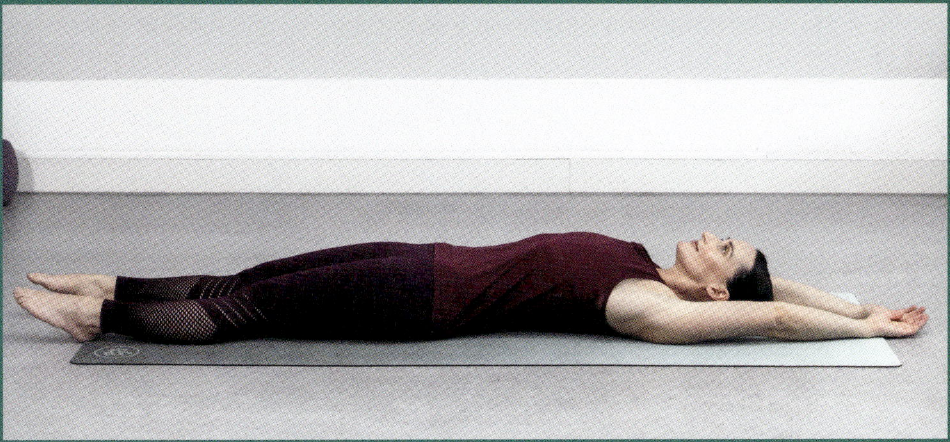

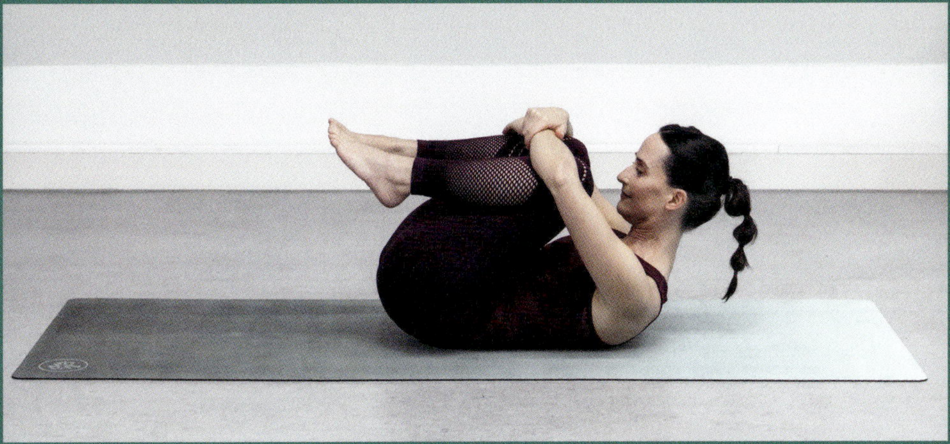

Das Duo für das Herz-Kreislauf- und Fließsystem: Tiefe Hocke und Rückbeuge

Mit Hocke und Stand kommst du richtig ins Schwitzen und aktivierst das Fließsystem im Körper: Lymphe und verbrauchtes Blut können abfließen, die Zellen pumpen sich mit frischem Blut voll und die Faszien nehmen ganz viel Wasser auf. Außerdem werden müde Beine energetisiert und von störenden Krämpfen befreit. Die Tiefe Hocke müsste dir schon aus der Testreihe bekannt sein, den Stand mit leichter Rückbeuge fügen wir noch hinzu.

Bewegungsbonus: Wenn du in der Hocke bist, kannst du jeweils eine Hand lösen, den Arm nach oben strecken und der Bewegung mit dem Kopf nachschauen. So hast du noch einen Extra-Drehimpuls für die Wirbelsäule mit eingeflochten.

Das ist wichtig:
Übe den Bewegungswechsel für drei bis fünf Minuten. Schneller und fordernder wird er, wenn du in deinem Atemrhythmus übst und beim Einatmen ins Stehen und beim Ausatmen in die Hocke kommst. Sind Effekte auf das Muskel- und Fasziensystem gewünscht, sollten die jeweiligen Positionen länger gehalten werden. Übe dann zum Beispiel die Hocke für drei Minuten und den Stand für eine Minute und führe zwei bis drei Wiederholungen durch.

Das Duo ist für all jene gut, die müde, schwere Beine haben, weil sie viele Stunden am Tag stehen oder gehen. Es ist perfekt für den Morgen und für den schnellen Energieschub zwischendurch. Vielsitzer können das Duo als kurze Pause nutzen und damit Krampfadern, Verdauungsproblemen und Verspannungen vorbeugen.

Duo: Tiefe Hocke und Rückbeuge

1. Komme in die Tiefe Hocke (Seite 42).
2. Strecke dann die Beine langsam aus und richte dich ins Stehen auf. Wenn du stehst, falte die Hände ineinander und lege sie hinten in den Nacken, sodass du deinen Kopf gemütlich in die Hände legen und den Rücken strecken kannst. Die Ellenbogen ziehen dabei voneinander weg, das Kinn strebt leicht zum Himmel.
3. Löse die Hände wieder, falte sie vor dem Herzen zusammen und komme zurück in die Tiefe Hocke.
4. Wenn du möchtest, füge den Bewegungsbonus ein.

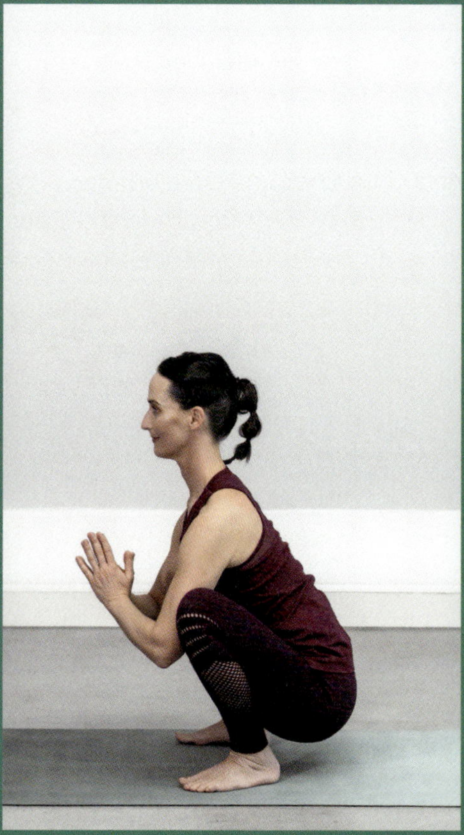

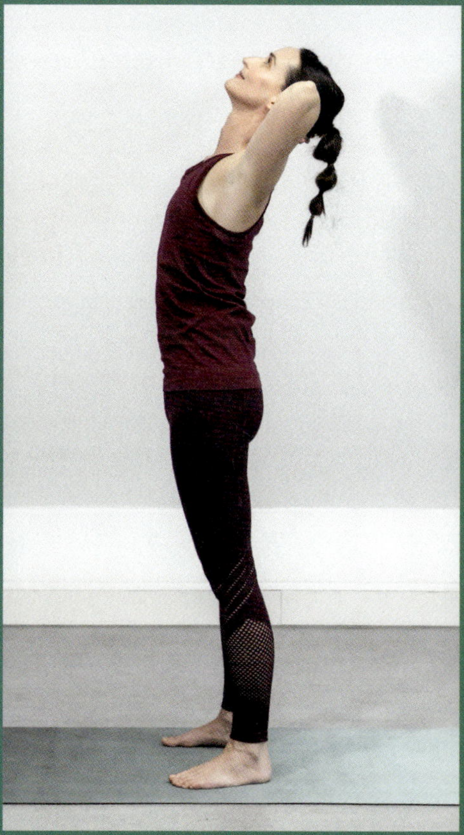

Yoga ist viel mehr als Beweglichkeit: Mache weiter!

Mit diesem Buch bist du deine ersten Yogaschritte gegangen und möglicherweise hat dich Yoga jetzt so begeistert wie mich vor vielen Jahren!

Damals bin ich zum Yoga gekommen, weil ich eine Sportverletzung am Knie hatte und genau wie du meine Beweglichkeit mit Yogaübungen verbessern wollte. Schon nach kurzer Zeit merkte ich, dass die Asanas mein Knie nicht nur schneller regenerieren ließen, sondern mein ganzer Körper von den Übungen profitierte: Ich wurde leistungsfähiger, kräftiger und konnte viel besser mit stressigen Situationen umgehen.

Ohne dass ich mich zuvor damit beschäftigt hatte, merkte ich plötzlich, dass Yoga nicht nur für das Muskel-Skelett-System gut war, sondern auch ein Mittel, um meine Gedanken zu ordnen, Stress abzubauen und um klarer zu erkennen, was ich mir vom Leben wünschte.

Deshalb wollte ich tiefer in die Yogaphilosophie eintauchen und erfahren, was Yoga noch für mich parat hielt. Ich beschäftigte mich intensiver mit den anderen Säulen des Yoga wie das Meditieren oder verschiedene Atempraktiken und nutze bis heute die positiven Effekte im Beruf und in meiner Freizeit.

Yoga motivierte mich auch dazu, eingefahrene Lebensmuster zu hinterfragen, mich mit verschiedenen Ernährungsweisen zu befassen oder mich in der Natur aufzuhalten, denn auch das sind wichtige Aspekte in der Yogaphilosophie.

Was ich meine: Wer mit Yoga anfängt, egal aus welchen Gründen oder mit welchen Zielen, ist von der Wirkung begeistert und motiviert, sich noch mehr Gutes zu tun und gesundheitsschädigende Muster aufzulösen.

Ein weiterer Yogaschritt könnte sein, einen Kurs zu besuchen. Es gibt für jeden den passenden Kurs und Yogalehrende sind so ausgebildet, dass sie die Asanas an dich anpassen können. Traue dich deshalb auch als unbeweglicher, als älterer Mensch, als chronisch Erkrankter oder als Anfänger an einem Kurs teilzunehmen. Wenn du deine Bedenken dem Yogalehrenden vorab schilderst, können die meisten Unsicherheiten schnell aus dem Weg geräumt werden.

In meiner Empfehlungsliste nenne ich dir ein paar Yogalehrerinnen, bei denen ich gern Kurse und Workshops besuche und bei denen ich mit Sicherheit sagen kann, dass auch du von ihren Seminaren, Online-Kursen und Retreats profitieren könntest.

Mein Yogastil ist von osteopathischen, physiotherapeutischen und naturheilkundlichen Einflüssen geprägt und immer so ausgerichtet, dass jeder Yoga üben kann. Falls du erstmal nicht zu sehr in die Spiritualität des Yoga eintauchen möchtest, dann schaue doch mal, ob du mit meinen Büchern weiterkommst. Auf unserer Praxis-Homepage erweitern wir regelmäßig unsere Mediathek mit Onlinestunden. Wenn du keinen kompletten Kurs besuchen oder lieber zu Hause etwas für dich allein machen möchtest, dann schau doch mal dort vorbei.

Ich wünsche dir abschließend eine spannende Yogareise – wo auch immer sie dich hinführen möge …

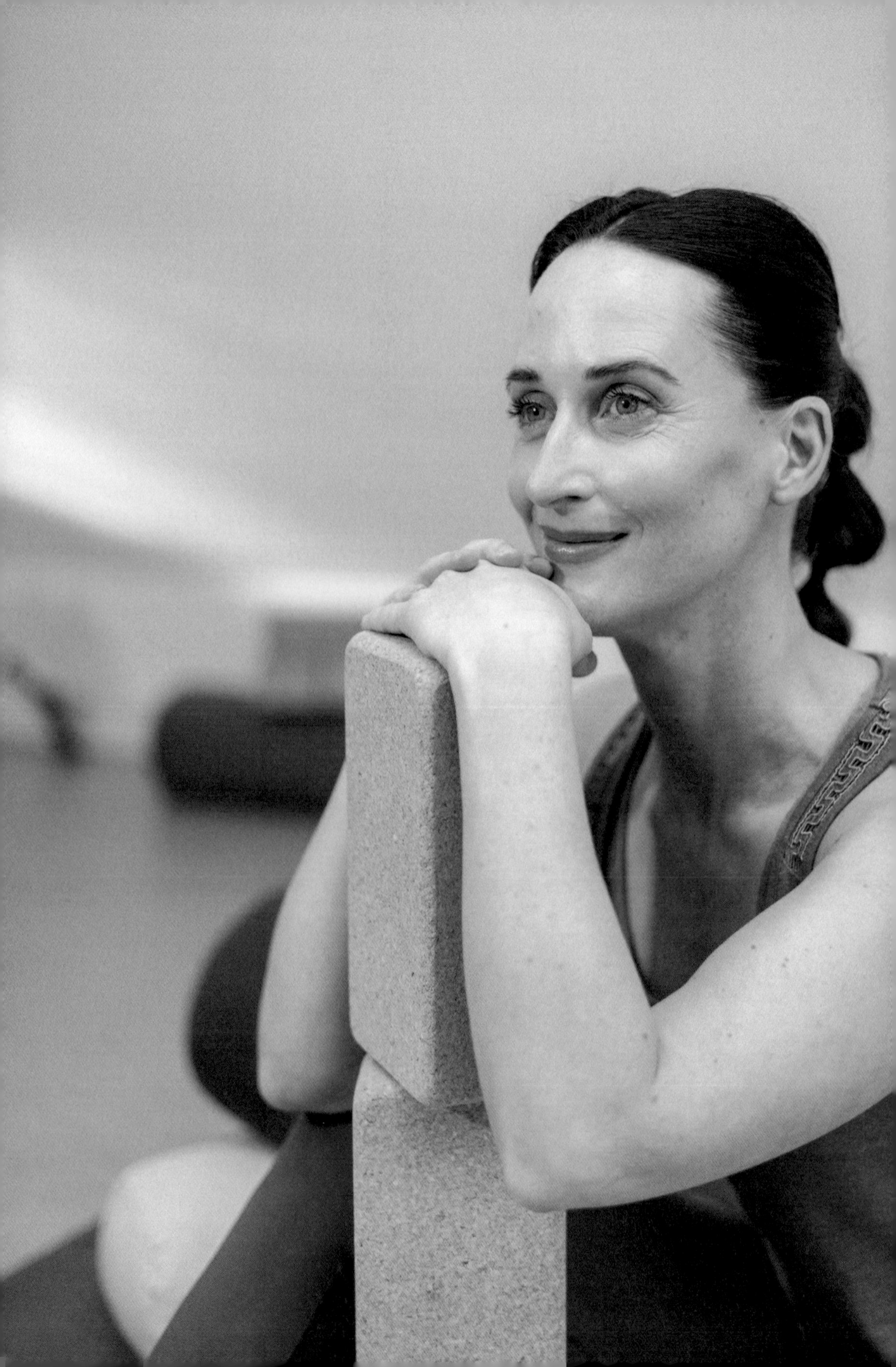

Anhang

Verwendete und weiterführende Literatur

Stefanie Arend: *Yin Yoga: Der sanfte Weg zur inneren Mitte*. Schirner Verlag, Darmstadt, 2011

Dianne Bondy und Kar Heagberg: *Every Body's Yoga: Dein Körper, dein Level, dein Flow – finde die Asanas, die am besten zu dir passen*. Riva Verlag, München, 2022

Bettina Heß und Dr. med. G. Michael Heß: *Individuelle Yogapraxis: Hatha-Yoga mit speziellem Übungsprogramm für Yogaübende mit gesundheitlichen Einschränkungen*. Via Nova Verlag, Traunstein, 2017

Nicole Reese: *Das einfachste Yoga-Buch aller Zeiten*. Trias Verlag, München, 2019

Friederike Reumann: *Yoga für die Organe: Mit den wirksamsten Asanas, Atemtechniken, Meditationen und Tipps aus der Naturmedizin die Organfunktionen unterstützen*. Riva Verlag, München, 2022

Ralph Skuban: *Die Buteyko Methode: Wie wir unsere Atmung verbessern für mehr Gesundheit und Leistungsfähigkeit im Alltag, Beruf, Yoga und Sport*. Crotona Verlag, Amerang, 4. Auflage 2022

Ann Swanson: *Yoga verstehen: Die Anatomie der Yogahaltungen*. Dorling Kindersley Verlag, München, 2019

Anna Trökes: *Ein Kurs in Yoga-Meditation: Das 8-Wochen-Programm für die tägliche Praxis*. O. W. Barth, München, 2021

Weitere Empfehlungen

Physioshop: Malas, Kniekugeln und weiterführende Bücher

Auf meiner Praxis-Homepage findest du unseren Physioshop mit handgefertigten Armbändern und Malas zum Meditieren. Außerdem findest du dort all meine Bücher und mein Lieblingstrainingstool gegen Knieschmerzen: wunderschöne Kniekugeln aus verschiedenen Hölzern. Wer gern Online-Yoga mit mir üben möchte, kann einen Blick in unsere Mediathek werfen, die wir stetig erweitern.
www.physioplus-neustadt.de

Bauerfeind: Yoga mit Bandagen unterstützen

Es kann eine große Hilfe und Erleichterung sein, Yoga mit Bandagen zu üben. Handgelenksbandagen sind etwa sinnvoll, wenn du dich in Asanas wie dem Herabschauenden Hund nicht gut abstützen kannst, Schmerzen bekommst und du dadurch instabil wirst. Eine Rückenbandage kann besonders älteren Menschen helfen, besser von der Matte ins Stehen zu kommen. Ich selbst habe gute Erfahrungen mit Bandagen von Bauerfeind gemacht. Diese können von einem Arzt verschrieben und genau an dich angepasst werden.
www.bauerfeind-sports.de und www.bauerfeind.de

OM YA: Liebevolle Yogatools bester Qualität

Bei Yogahilfsmitteln lege ich viel Wert auf gute Qualität, umweltschonende Materialien und auf eine faire, bestenfalls regionale Produktion. Ich gebe zu, ich achte auch auf das Design und auf die Farben, denn ich persönlich brauche bei Yoga ein schönes Ambiente und Yogatools zum Wohlfühlen. Dabei finde ich den Gedanken schön, kleine Unternehmen zu unterstützen.
Bei OM YA findest du rutschfeste Matten für dynamische Flows und bequeme Matten in tollen Farben und Designs für Yin Yoga. Außerdem gibt es richtig bequeme Bolster, Yogakissen und Blöcke aus Kork. Über den folgenden Link mit Gutscheincode: friederike_reumann bekommst du 15 Prozent Rabatt.
www.om-ya.de?ref=friederike_reumann

Yogakurse und Retreats mit Friederike

All unsere Kurse und bevorstehende Aktionen wie Retreats und Workshops findet ihr auf meiner Yogahomepage. Aktuelle Infos, Tipps und Übungsvideos poste ich regelmäßig unter @friederike_reumann und @physioplus_neustadt auf Instagram.
www.yoga-am-steinhuder-meer.de

Retreats, Online-Yoga und Workshops mit tollen Yogalehrerinnen

Meine Schwester Lena Reumann kommt regelmäßig zu uns ins Loft und gibt ihre beliebten Yoga-Nidra- und Detox-Yin-Yoga-Workshops. Alle Termine findet ihr auf unserer Homepage.
www.yoga-am-steinhuder-meer.de

Stefanie Arend, Yin-Yoga-Pionierin aus Deutschland, bietet tolle Online-Yin-Yoga-Ausbildungsmodule mit verschiedenen Themen zur Yogaanatomie, Traumaarbeit und traditioneller chinesischer Medizin an. Mehr Infos findet ihr auf Stefanies Homepage.
www.yinyoga.de

Freya Meyers Yogastil ist ein Mix aus Yin, Restore, Flow und Natur. Neben ihren entspannenden Retreats in der Lüneburger Heide oder im Harz hat sie auf ihrer Homepage eine Reihe toller Yogavideos und Online-Kurse zum Ausleihen.
www.freygeistyoga.de

Svenja Borchers nutzt ihre Kenntnisse aus der Neurowissenschaft für spannende Brain-based Yogastunden. Ihr Schwerpunkt sind Personal-Yogastunden und Retreats an schönen Orten. Mehr Infos findet ihr auf Svenjas Homepage.
www.svenjaborchersyoga.de

Chakrana: Yogalabel mit durchdachten und modernen Outfits

Darja von Chakrana ist selbst yogaverliebt und entwirft all ihre Outfits in ihrem Shop selbst! Es gibt kuschelige Outfits für Yin Yoga und belastbare Yogawear mit gutem Stretch für dynamische Yogaflows. Darja legt viel Wert auf eine faire, umweltschonende Herstellungs- und Versandweise. Einige ihrer Outfits durfte ich während der Shootings tragen und ich bin jedes Mal begeistert: Denn sie rutschen nicht mal im Herabschauenden Hund und haben eine tolle Passform.
www.chakrana.world

Sachregister

A

B

C

D

E

F

G

H

I

K

L

M

N

O

P

R

S

U

V

W

Y

Übungsübersicht

Die Grundhaltungen: Liegen, Sitzen und Stehen

Atmen, entspannen und spüren

15 Asanas und ihre Varianten für einen flexiblen Körper

Yogaflows bei häufigen Bewegungseinschränkungen

Effektvolle Ganzkörperduos

Über die Autorin

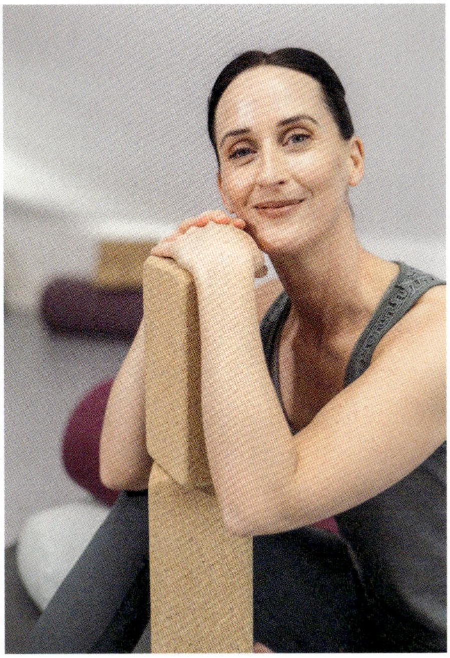

Friederike Reumann ist Physiotherapeutin, Osteopathin, Heilpraktikerin und Yogalehrerin mit eigener Praxis und Yogastudio. Sie hat unter anderem Ausbildungen in traditioneller chinesischer und ayurvedischer Medizin absolviert und weitet ihr langjähriges fundiertes Wissen ständig aus. Friederike schreibt nicht nur für verschiedene Magazine zu den Themen Yoga und körperliches sowie mentales Wohlbefinden, sondern ist auch selbst Herausgeberin einer eigenen Gesundheitszeitung. Zudem hat sie bereits mehrere Bücher veröffentlicht.

Wer mehr über Friederike und ihre Arbeit erfahren oder ihre Kurse und Workshops besuchen möchte, findet weiterführende Informationen auf ihren Websites. Hier findet man im Physioshop auch Zubehör und Accessoires wie Kniekugeln aus Holz, Wassersteine, Malas und Armbänder.

Auch über ihre Youtube- und Instagramkanäle versorgt sie ihre Community ständig mit Informationen und wertvollen Tipps.

www.physioplus-neustadt.de
www.yoga-am-steinhuder-meer.de
Instagram: physioplus_neustadt
Instagram: friederike_reumann

Dank

Vielen Dank an die Teilnehmer meiner beiden langjährigen Yogakurse, an meine Retreat-Yogis und an meine Patienten – ihr motiviert und inspiriert mich immer wieder zum Bücherschreiben und schenkt mir unheimlich wertvolle Ideen für meine Themen!

Ein riesengroßes Dankeschön möchte ich auch an meine Buch- und Shootingcrew loswerden, die mich bei meinem Projekt so großartig und voller Tatkraft unterstützt hat!

Nora, Bo, Phillip und Selin, es war mal wieder ganz besonders schön und lustig mit euch! Vielen Dank für den reibungslosen und unkomplizierten Ablauf, für das schöne Styling und die tollen Bilder. Danke, Bo, für deine Tipps und Kommentare zu den Übungen und die vielen Kaffees zur nächtlichen Schreibstunde! Danke, Nora, für unsere langjährige, wertschätzende Zusammenarbeit und für unsere Gespräche über Katzen und Urlaub :-) Zum vierten Mal ist nun zusammen mit dem riva Verlag ein wunderschönes Buch entstanden. Dafür und für das Vertrauen in meine Arbeit möchte ich meinem Verlag aufrichtig danken.

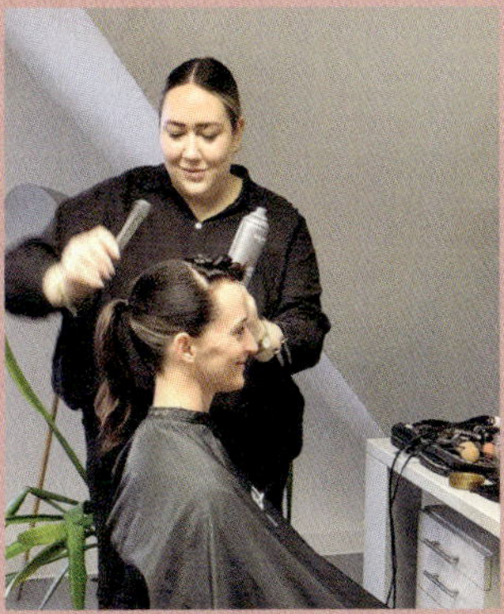
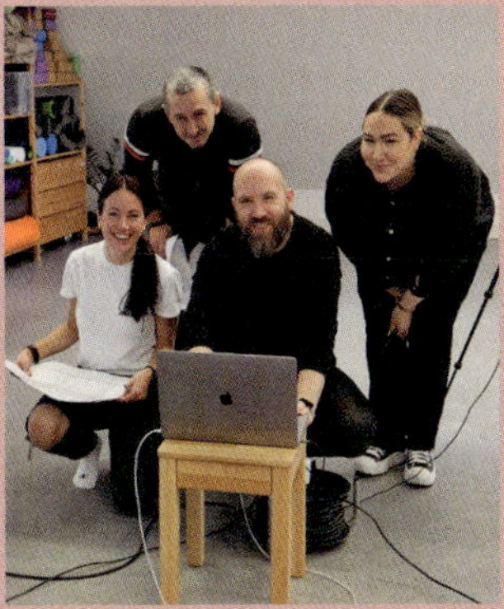
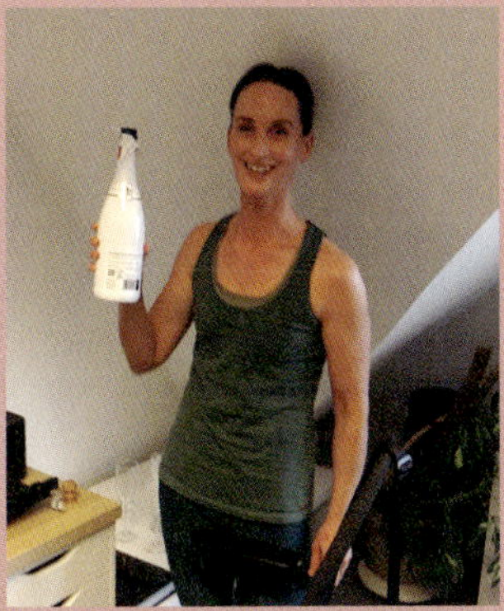
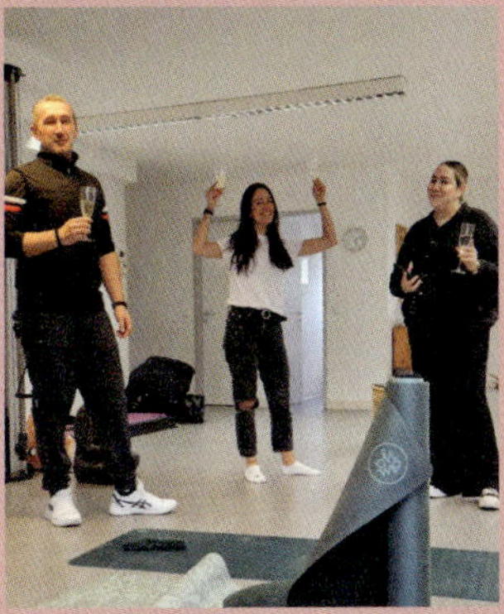

Behind the scenes

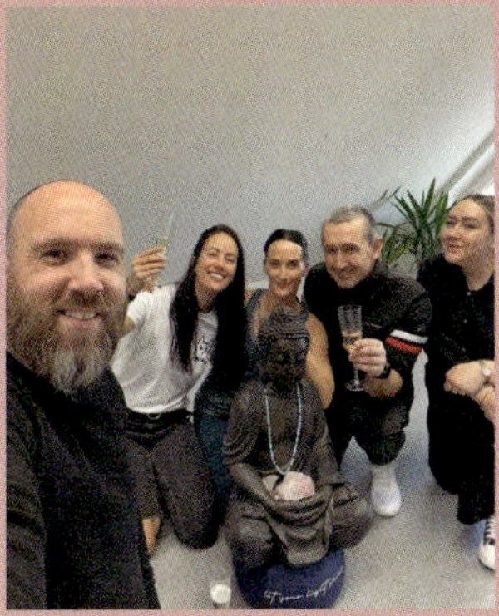
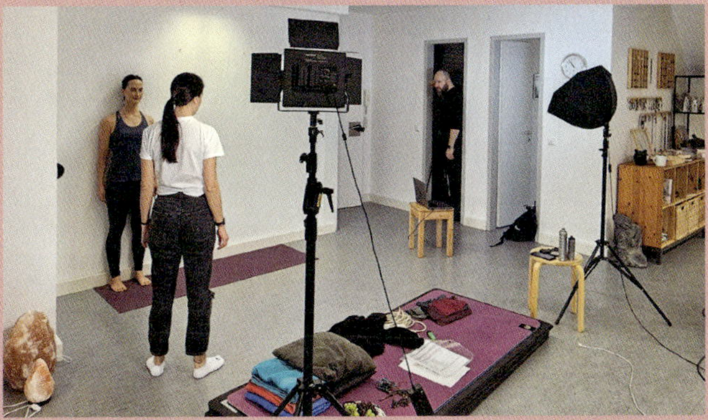
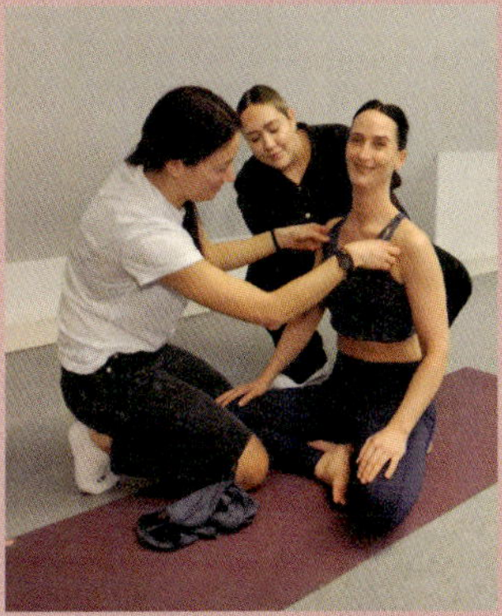
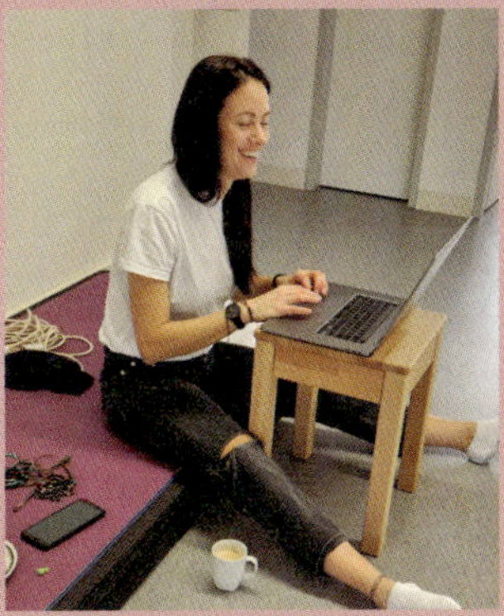
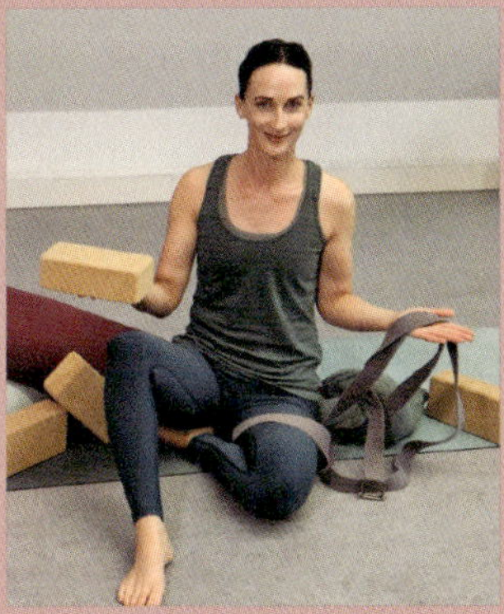
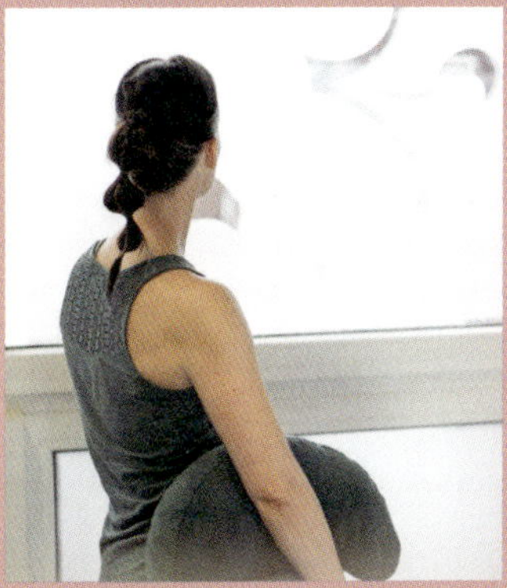

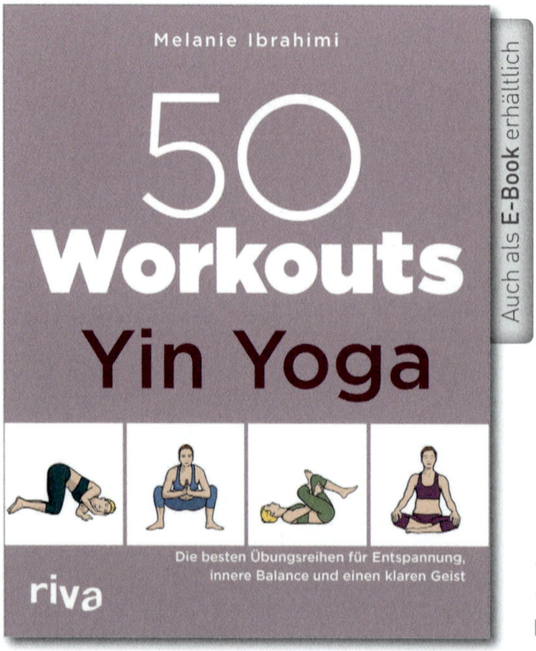

144 Seiten
12,00 € (D) | 12,40 € (A)
ISBN 978-3-7423-2517-4

Melanie Ibrahimi

50 Workouts – Yin Yoga

Die besten Übungen für Entspannung, innere Balance und einen klaren Geist

Bei Stress und Überforderung im Alltag ist Yin Yoga genau das Richtige. Hier liegt der Fokus auf Entspannungshaltungen und passivem, sanftem Dehnen. Yogalehrerin Melanie Ibrahimi hat vielfältige Einheiten zusammengestellt, die dank unterschiedlicher Schwierigkeitsgrade für jedes Level geeignet sind und zwischen 5 und 45 Minuten dauern. Dazu gehören Anti-Stress- und Entgiftungsworkouts, Sequenzen gegen Rücken- oder Kopfschmerzen, Ängste und Sorgen, Programme für einen erholsamen Schlaf, mehr Dankbarkeit und gute Laune. Mi einfachen Hilfsmitteln kann man viele Positionen variieren und angenehmer gestalten. Diese Übungsreihen sind ein wohltuender Ausgleich und sorgen für mehr Gelassenheit und Entspannung im Alltag.

riva